Yoga für Anfänger

Das große Yoga Buch für mehr Wohlbefinden und inneren Frieden - ideal für Einsteiger und Fortgeschrittene

Samira Eger

Über die Autorin

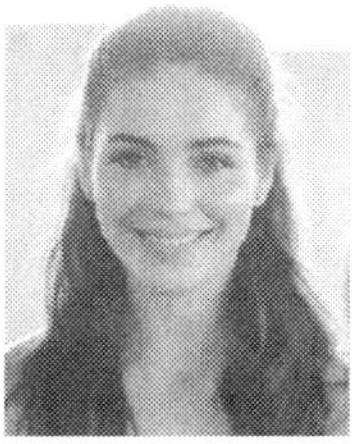

Samira Eger, geboren 1987, ist erfolgreiche Personal-Trainerin, unter anderem für einige bekannte und einflussreiche Personen des öffentlichen Lebens. Ebenso ist sie ausgebildete Yoga-Lehrerin und Expertin in vielfältigen Themen wie Meditation, Atemtechniken und Entspannungsmethoden.

Ihre größte Aufgabe und zugleich Freude ist es, Frauen und Männer auf dem Weg in ein erfülltes Leben zu begleiten. Hierzu zählt neben einer glücklichen Seele ebenso das körperliche Wohlbefinden.

Lassen Sie sich von Samira auf dem Weg zu Ihren Zielen erfolgreich unterstützen!

Inhaltsverzeichnis

Einleitung

Yoga ist heutzutage als Trend und Sportart aus unserer Gesellschaft nicht mehr wegzudenken. Die entspannenden und kräftigenden Übungen tauchen an vielen Stellen in unserem Leben auf. Berühmte Personen praktizieren begeistert Yoga, und bei vielen Millionen Menschen weltweit erfreut es sich einer immer größer werdenden Beliebtheit.

Irrtümlicherweise wird Yoga oftmals nur als Sport angesehen, doch in diesem Buch wirst du kennenlernen, warum es sich hierbei um weit mehr als dies handelt.

Es gibt zahlreiche Gründe, warum Yoga auch in der westlichen Welt zunehmend zu einem wichtigen Begriff wird. Denn es ist mehr als nur ein Ganzkörperworkout, welches die Beweglichkeit verbessert und eine schöne Körperhaltung fördert. Es handelt sich vielmehr um eine Lebensphilosophie, die sich auf alle Gebiete erstreckt.

In diesem Buch möchte ich dir zeigen, welche Vorteile Yoga mit sich bringt und auf welche Bereiche deines Körpers die Übungen positiven Einfluss haben. Die Wirkung auf die Psyche und die innere Ruhe generell sind dabei sehr viel bemerkenswerter als der ebenfalls beachtliche körperliche Effekt.

Yoga als Lebensphilosophie umfasst Meditation, Sport, die richtige Atmung und nicht zuletzt die passende Ernährung.

Als Bonus erfährst du daher am Ende des Buches mehr über diese und erhältst zusätzlich noch 30 leckere Rezeptideen zur Unterstützung für deinen Alltag.

Ich wünsche dir viel Spaß beim Eintauchen in die Yoga-Welt!

Die Geschichte des Yoga

Der geschichtliche Ursprung von Yoga befindet sich in Indien. Bereits die ältesten dort entstandenen Schriften, die so genannten Veden, enthalten Informationen über verschiedene Übungen, die bis heute sowohl in der östlichen, als auch in der westlichen Welt praktiziert werden. Als wichtigste klassische Yoga-Schriften gelten Upanishaden, Bhagavad Gita und Yoga Sutra – diese wurden zwischen 200 und 800 v. Chr. niedergeschrieben. Zu diesem Zeitpunkt wurden allerdings nur die Grundlagen von Yoga festgelegt und genutzt, die Übungen und Maßnahmen existierten noch nicht in dem großen Ausmaß wie heutzutage. Jedoch gibt es auch diverse Mutmaßungen anhand von Steintafeln, auf denen Männer in typischen Yogahaltungen wie Muladbandhasa zu sehen sind, die belegen, dass Yoga unter Umständen schon über 5000 Jahre alt ist. Einige Wissenschaftler sind der Meinung, Yoga stamme nicht aus Indien, sondern von einem Wandervolk, den Aryas, welches mitgeführt und von dort aus populär gemacht wurde.

Ein weiterer, wichtiger Aspekt, um dem Ursprung der Meditationslehre auf den Grund zu kommen, findet sich in den Rishis. Vor mehreren tausend Jahren waren diese Menschen in Indien sogenannte Seher. Sie beschäftigten sich vermehrt mit den Fragen, was vor der Geburt und nach dem Tod geschieht, und ob beispielsweise eine höhere Wirklichkeit existiere.

Im Zuge dieser Fragen wandten sie sich der Meditation zu und fanden darin tiefe Ruhe und Besinnung auf das eigene Selbst.

Im Hinduismus gilt der menschliche Körper nur als Gefäß beziehungsweise als Instrument, welches das bewusste Sein nutzen kann, um dem Ziel der Erkenntnis näher zu kommen. Damit einher gehen die Kontrolle der eigenen Triebe und das Entsagen aller weltlichen Bedürfnisse – und Yoga war bereits zu dieser Zeit ein durchaus anerkanntes Mittel zum Zweck.

Zu Beginn war Yoga eine rein hinduistische und religiös motivierte Möglichkeit, wieder zum eigenen Selbst zu finden. Als etwa 500 v. Chr. jedoch der Buddhismus sowie der Jainismus gegründet wurden, änderte sich die Ansicht über Yoga und es wurde sozusagen neu gegründet. Zu diesem Zeitpunkt entstand das Yoga Sutra des Patanjali und gab die Techniken für alle Religionen frei.

Lange Zeit war Yoga nur in Indien beliebt und wurde auch ausschließlich dort praktiziert. Nach der Geburt von Christus wurden hier sogar Studienzentren errichtet, die sich mit Yoga und Ayurveda beschäftigten. Einer der bekanntesten Philosophen des Hinduismus, Shankaracharya, der sich vorwiegend mit der Lehre der Einheit beschäftigte, erneuerte das Prinzip von Yoga und machte es weiter bekannt.

Während des indischen Mittelalters, welches etwa im 8. Jahrhundert nach Christus begann, wurde Indien von islamischen Steppenvölkern erobert und besetzt. Infolge dessen mussten sich die religiös motivierten Lehren, zu denen neben Yoga auch Ayurveda gehört, zurückziehen und wurden für lange Zeit ausschließlich durch langjährige Familientraditionen und innerhalb von Klöstern sowie Mönchsorden am Leben erhalten. Dennoch starben die Lehren nicht aus – und während die islamischen Herrscher Indien zu Wohlstand und wirtschaftlicher Stabilität verhalfen, entwickelten diese indes weitere wichtige Schriften, wie zum Beispiel die Hatha Yoga Pradipika.

Indien galt lange Zeit als eines der wohlhabendsten Länder der Welt – nachdem im 17. Jahrhundert jedoch die Engländer das Land übernahmen und es als Rohstofflieferanten für beispielsweise Tee nutzten, verfiel der Reichtum und das Land wurde sehr arm. Durch diese Unterdrückung und die verschlechterten Lebensumstände entwickelten sich die Lehren trotzdem weiter. In Yoga fanden die Inder nun die Möglichkeit der Besinnung und konnten Energie für diese schwere Zeit sammeln.

Gegen Ende des 19. Jahrhunderts entwickelte sich durch die großen Meister wie Ramakrishna, Vivekananda, Paramahamsa Yogananda oder Ramana Maharshi das moderne Yoga, welches bis heute bekannt ist.

Als Indien im Jahr 1947 wieder als eigenständiges Land galt, blühten die Yogaschulen von Neuem auf. Nun war es auch möglich, selbst ein Lehrer dieser altindischen Kunst zu werden und sein Wissen an andere Personen weiterzugeben. Mittlerweile ist Yoga in Indien so beliebt, dass es sogar in den klassischen Schulunterricht integriert ist.

Durch die großen Handelsrouten war Indien immer wieder ein zentraler Angelpunkt für wirtschaftliche und kulturelle Güter. Gerade die sogenannte "südliche Seidenstraße" verband Indien mit Persien, dem Mittelmeerraum und den römischen Kolonien. Dadurch erfolgte ein regelmäßiger und aktiver Austausch mit kulturellen und wirtschaftlichen Waren, und auch die Meditationstechnik Yoga fand ihren Weg in die westliche Welt. Viele Legenden beschreiben, wie Jesus oder auch Pythagoras nach Indien reisten, um ihre Lehren von dort aus weiter zu entfalten. Im 18. Jahrhundert entwickelte sich gerade in Deutschland eine große Faszination für die indische Kultur und Lebensweise. Verschiedene deutsche Philosophen, Wissenschaftler und Dichter wie Nietzsche, Hermann Hesse oder Goethe übersetzten indische Schriften wie beispielsweise die Bhagavad Gita ins Deutsche. Mutmaßlich wurde auch die Epoche der Romantik stark von der indischen Kultur beeinflusst. Im Zuge der theosophischen Gesellschaft Ende des 19. Jahrhunderts wurden auch verschiedene Übungen zur Meditation, Atemübungen sowie Ernährungsweisheiten aus Indien zu uns importiert. In den 1930er Jahren wurde in Berlin die erste Yoga-Schule eröffnet.

Nach dem zweiten Weltkrieg bekam die Bekanntheit von Yoga einen enormen Schub. In den indischen Ashrams, die überall aus dem Boden schossen, nutzten die Menschen die Zeit, um sich wieder auf ihr Selbst zu besinnen und, wie die Inder zu ihrer Zeit, neue Kraft und Energie zu schöpfen. Von Deutschland aus verteilte sich die Lehre in ganz Europa, sowie nach Amerika und Kanada.

Nachdem in den 90er Jahren der gesundheitlich wirksame Aspekt von Yoga wissenschaftlich nachgewiesen wurde, wurde Yoga zu einem festen Bestandteil der westlichen Gesellschaft und Lebensphilosophie.
Mittlerweile unterstützen selbst Krankenkassen Yogakurse im Rahmen der Präventivmedizin, um Krankheiten und anderen körperlichen Beschwerden vorzubeugen. Nachdem es anfangs als befremdliche und alternative Methode zur Besinnung auf die eigene Person und innere Ruhe betrachtet wurde, ist Yoga heute allgemein akzeptiert und anerkannt.

Yoga – Lebensphilosophie, Sport und Schmerzlinderung

Viele Menschen verbinden mit Yoga vor allem graziöse Körperhaltungen, Fitness oder eine tiefe Entspannung. Doch Yoga beinhaltet weitaus mehr. Denn die ursprünglich aus Indien stammende philosophische Lehre stellt ein ganzheitliches Übungssystem dar.

Bei den meisten Yogaarten werden verschiedene körperliche Übungen (Asanas) mit Atemübungen (Pranayama) verbunden. Hinzu kommen in den ursprünglichen Yogaarten außerdem Konzentrationsübungen (Mudra Bandha), Entspannungstechniken (Shavasana) und Meditationstechniken (Dhyana). Der Begriff Yoga stammt im Übrigen aus dem indischen Sanskrit und bedeutet „Einheit“, „Harmonie“ und „Verbindung“.

Das ganzheitliche Übungssystem soll den Körper, den Geist und die Seele ins Gleichgewicht bringen und mit der Atmung verbinden.

Hierdurch sollst du eins mit dir selbst werden können. Neben den körperlichen, energetischen und geistigen Übungen beinhaltet Yoga auch ethische Grundsätze wie Gewaltlosigkeit, Ehrlichkeit und Selbstdisziplin.

Das moderne Yoga beschäftigt sich hauptsächlich mit dem regelmäßigen Üben der Atem-, Körper-, und Entspannungstechniken.

Diese können, wenn sie kontinuierlich ausgeführt werden, für mehr Ausgeglichenheit und Energie, sowie für eine deutlich verbesserte Lebensqualität sorgen.

Seit einigen Jahren steigt die Zahl der Yoga-Praktizierenden immer weiter an. Dabei nennt man einen Yoga-Schüler Yogi, die weibliche Form ist Yogini. Allein in Deutschland praktizieren mittlerweile bereits 5 Millionen Menschen Yoga, weltweit zählt man inzwischen mehr als 300 Millionen „Yogis".

Die Gründe, Yoga auszuüben, sind dabei ganz unterschiedlich. Viele Menschen möchten durch die dynamischen Asanas ihre körperliche Fitness verbessern. Für andere Yogis dient es der Linderung ihrer körperlichen Schmerzen und zum Aufbau eines ganzheitlichen Wohlbefindens. Zusätzlich sind vor allem auch Menschen mit spirituellen Interessen von Yoga begeistert. Für zahlreiche Yogis ist die indische Lehre daher längst zur Lebenseinstellung geworden.

Yogis, denen die indische Lehre vor allem als Lebensphilosophie dient, praktizieren Yoga daher meist nicht nur wegen der gesundheitlichen und körperlichen Vorteile, die die Körperübungen, die Entspannungstechniken und die Atemübungen mit sich bringen. Sie praktizieren Yoga aus ethischen und philosophischen Gründen. In der Yoga-Philosophie wird unter anderem die Gewalt gegenüber Tieren abgelehnt. Da die philosophische Lehre auch eine reine Ernährungsweise beinhaltet, leben viele Yogis vegan oder vegetarisch.

Im modernen, westlichen Yoga, bezeichnet man die indische Lehre meist analog mit Hatha Yoga und den Asanas, also den körperlichen Übungen. Diese können sowohl statisch als auch dynamisch erfolgen. Hatha Yoga beinhaltet alle Yoga-Richtungen, bei denen es um physische Übungen geht. Daher zählen die meisten westlichen Yoga-Richtungen auch als Hatha-Yoga.

Die Asanas wirken bei Yoga-Praktizierenden auf drei oder sogar vier Ebenen - energetisch, seelisch und geistig, sowie physisch. Yoga soll hierbei helfen, die innere Mitte auf allen Ebenen zu finden. Dennoch gibt es sehr viele unterschiedliche Methoden und Richtungen von Yoga, welche beispielsweise auch nicht körperlich ausgeführt werden.

WIE WIRKT YOGA AUF KÖRPER, GEIST UND SEELE?

Yoga wirkt sich besonders vielseitig auf unseren Körper, unseren Geist und unsere Seele aus. Dies belegen auch zahlreiche wissenschaftliche Studien. Die Yoga-Praxis macht unseren Körper nicht nur fitter und beweglicher, sondern hält uns auch länger jung und vital.

Wissenschaftler der University of Illinois fanden in einer Studie über die Auswirkungen von Yoga auf das Gehirn heraus, dass bereits 20 Minuten Yoga-Praxis einen erheblichen Einfluss auf die Geschwindigkeit und Genauigkeit unseres Gehirns haben. Das bedeutet: unsere geistige Leistungsfähigkeit verbessert sich dadurch. Das regelmäßige Praktizieren von Yoga wirkt sich zudem förderlich auf das Nervensystem aus.

Unser vegetatives Nervensystem steuert alle automatischen Prozesse in unserem Körper, wie beispielsweise die Verdauung und die Atmung. Dieses Nervensystem besteht aus dem Sympathikus und dem Parasympathikus. Wichtige Nervenbahnen des Sympathikus und Parasympathikus sind jedoch zeitweise im Ungleichgewicht.

Für Aktivität und Leistungsfähigkeit ist der Sympathikus verantwortlich. In besonders stressigen Momenten wird das sympathische Nervensystem aktiviert, die Atemfrequenz und der Blutdruck steigen an.

Dem gegenüber steht das parasympathische Nervensystem, es senkt den Blutdruck und unsere Atemfrequenz. Das parasympathische Nervensystem sorgt für Ruhe und Ausgleich. Dieses wird in den Regenerationsphasen aktiviert.

In der heutigen Zeit dominiert jedoch meist der Sympathikus, so dass wir in ständiger Anspannung sind. Unser Körper hat sich im Laufe der Zeit längst daran gewöhnt, jedoch ist es wichtig, den Zustand der inneren Ruhe immer wieder für sich zu finden. Durch die gezielten Atemübungen beim Yoga kann das parasympathische Nervensystem sehr gut trainiert werden. Die Yoga-Atemübungen (Pranayama) fördern die Entspannung und Heilung von körperlichen Beschwerden. Durch die Aktivierung des Parasympathikus kann der Körper ebenso die Verdauung besser regulieren.

Doch nicht nur auf unser Gehirn wirkt Yoga förderlich, auch unsere inneren Organe profitieren von einer regelmäßigen Yogapraxis. So stärkt es unser Immunsystem, welches die Funktion hat, Infektionen und Fremdkörper abzuwehren, auf körperlicher und mentaler Ebene.

Ist unser Immunsystem geschwächt, sind wir anfälliger für alle Arten von Krankheiten. Die Yoga-Asanas können zur Stärkung und Gesunderhaltung unseres Immunsystems beitragen. Diese regen außerdem auch unseren Stoffwechsel im Körper an.

Neben dem Immunsystem profitieren auch das Herz und die Lunge von den Yoga-Übungen. Durch eine unausgewogene Ernährung und chronischen Stress können sich unsere Herzkranzgefäße zunehmend verengen. Unser Herz wird dadurch weniger gut durchblutet, in der Folge können gefährliche Blutgerinnsel entstehen. Diese können wiederum die Ursache für einen Herzinfarkt darstellen.

Yoga und die regelmäßigen Atemübungen unterstützen dich dabei, negative Emotionen zu reduzieren. Denn diese sind oft mitverantwortlich für Herzinfarkte. Schon ein paar Minuten Pranayama (Atemübungen) am Tag können helfen, den inneren und äußeren Stresspegel zu senken. Neben der Entwicklung eines stabileren Herz-Kreislaufs werden durch die Yoga-Asanas auch die Gelenke besser durchblutet.

Ebenso kann Yoga zur Linderung von Schmerzen dienen. Des Weiteren werden unsere Muskeln durch die Yoga-Praxis gestärkt. Das Charité Berlin untersuchte hierfür die langfristigen Auswirkungen von Yoga, ebenso wie die Harvard Universität. Man fand heraus, dass verschiedene Sportarten zwar gut gegen Schmerzen, Stress und Stimmungsschwankungen sind. Jedoch übertreffen die regelmäßigen Yoga-Übungen und die daraus resultierenden positiven Wirkungen für Körper, Geist und Seele diese noch.

Yoga gilt im Übrigen nicht als Sportart, es wirkt ganzheitlich und bezieht neben den Knochen und Muskeln auch die tieferen Schichten des Körpers mit ein. Darüber hinaus hat es einen positiven Einfluss auf unser Körpergefühl, unser Schlafverhalten und die Hormone. Die regelmäßige Yoga-Praxis trägt bedeutend zur Regulierung der Hormonproduktion bei. Ist unser Hormonhaushalt nicht im Gleichgewicht, kommt es oft zu Beschwerden wie Kopfschmerzen, trockener Haut oder Stimmungsschwankungen und Schlafproblemen. Ein aus der Balance geratener Hormonhaushalt wirkt sich daher nicht nur körperlich, sondern auch emotional auf uns aus. Die Asanas-Übungen, Meditation und Atemübungen helfen dir dabei, den Hormonhaushalt wieder ins Gleichgewicht zu bringen.

Yoga wirkt sich auch besonders positiv auf die Seele und deinen Geist aus, denn durch die Bewegungen und die tiefe Atmung werden Stresshormone reduziert. Durch das regelmäßige Üben der Asanas und der Pranayamas können sogar die Symptome bei Depressionen und Ängsten gelindert werden.

Die Tiefenentspannung setzt Serotonin und Melatonin frei. Die Anspannung des Körpers kann sich dadurch besser lösen und auch unser Geist kann sich wieder beruhigen. Der Kopf wird frei von Sorgen und die Konzentrationsfähigkeit wird ebenfalls gestärkt.

Durch die gezielte Aufmerksamkeit gegenüber dem eigenen Körper und der Atmung lernt der Yoga-Praktizierende, im Moment und in der Gegenwart zu leben. Die Sorgen und Belastungen des Alltags können dadurch in den Hintergrund rücken. Der Yogi gewinnt an Ausgeglichenheit und Bewusstheit, denn beim Yoga kann die Seele atmen. In der Tiefenentspannung werden zudem die Selbstheilungskräfte angeregt.

Yoga schenkt nicht zuletzt auch Balance und Kraft. Der Körper wird flexibler und die Körperhaltung verbessert sich durch die regelmäßigen Übungen. Die Arbeit mit dem eigenen Körper hilft außerdem auch, sich selbst besser kennenzulernen und ein besseres Körpergefühl zu entwickeln. Schon wenige Yoga-Übungen pro Woche verhelfen dir zu mehr Balance und Stärke. Die Muskeln werden gekräftigt, gedehnt und verlängert. Die Wirbelsäule kann sich dabei aufrichten. Somit trägt Yoga auch dazu bei, die Beweglichkeit der Gelenke und Muskeln zu erhöhen. Die Asanas erfolgen im Wechselspiel zwischen Anspannung und Entspannung. Durch das bewusste Anspannen und Entspannen wird die Muskulatur gelockert und Blockaden gelöst.

Yoga wirkt ebenso auf deine Energiekörper. Die Yogapraxis öffnet die Energiezentren, diese werden im Yoga auch „Chakren“ genannt. Durch die Asanas in Verbindung mit den Atemübungen wird der Energiefluss aktiviert. Energetische Blockaden können so gelöst werden und die Energie beginnt wieder frei zu fließen.

Yoga gilt daher auch als ein spirituelles Abenteuer, denn als Yogi kannst du deinen Horizont erweitern und an Lebensenergie gewinnen. Außerdem hast du die Möglichkeit, dich einer höheren Wirklichkeit zu öffnen. Die Vorteile von Yoga sind also so vielseitig, dass es wenig verwunderlich ist, dass immer mehr Menschen sehr aktiv Yoga praktizieren.

WER KANN YOGA PRAKTIZIEREN?

Viele Menschen denken, aufgrund der Bilder von schlanken und gelenkigen Yogis in Zeitschriften und Medien, Yoga sei nur etwas für besonders bewegliche Menschen. Doch dies ist ein Trugschluss, denn jeder Mensch kann Yoga praktizieren. Männer und Frauen, Kinder, Jugendliche und Erwachsene. Ebenso können Senioren oder auch körperlich eingeschränkte Personen Yoga ausüben. Sogar für Schwangere gibt es zahlreiche Yoga-Arten.

Yoga soll nicht in erster Linie dazu dienen, flexibler zu werden. Es geht hauptsächlich darum, die Spannungen des Alltags abzubauen und somit um die Erhaltung der Gesundheit, sowie um Heilung. Die Übungen sollen diszipliniert und dennoch mit Geduld ausgeführt werden, denn ein krampfhaftes Üben kann eher das Gegenteil der gewünschten Wirkungen erzeugen. Eine Voraussetzung, um Yoga zu praktizieren, ist lediglich das Interesse an der Yoga-Philosophie. Es gibt jedoch auch viele Stile, in denen es hauptsächlich um die korrekte Ausführung der Asanas geht.

WORAUF IST BEIM YOGA ZU ACHTEN?

Indem du dich für Yoga entscheidest, bieten sich dir vielfältige Möglichkeiten. Dabei ist es irrelevant in welchem Fitnesszustand du dich befindest – ein enormer Vorteil im Vergleich zu klassischen Sportarten.

Dennoch geht es beim Yoga nicht nur um die Verbesserung der eigenen Fitness und eine Stärkung der Muskulatur. Es wird auch großer Wert auf körperliche und geistige Entspannung gelegt. Um diese zu erreichen, solltest du jedoch auf gewisse Dinge achten und dich an bestimmte Richtlinien halten – dann wirst du mit Sicherheit auch schnell einen positiven Effekt während der Übungen, und im Zuge dessen auch in deinem gesamten Alltag bemerken.

Bevor du mit einer Yogastunde beginnst solltest du dich aufwärmen. Dies ist wichtig, um einen Muskelkater oder eine Überdehnung der Bänder zu vermeiden. Yoga wird oft mit interessanten und befremdlich aussehenden Bewegungen assoziiert – was grundsätzlich nicht falsch ist, da du solche Figuren sicherlich niemals im Alltag bilden musst.

Im Anschluss an das Training erfolgen Entspannungstechniken oder eine Abschlussmeditation, um dem Körper zu vermitteln, dass die Stunde nun vorbei ist und den Kreislauf wieder zurück in die gewohnte Bahn zu führen.

Grundsätzlich solltest du während einer solchen Stunde bequeme Kleidung tragen. Im besten Fall ist sie atmungsaktiv und dehnbar, sodass sie während der Bewegungen nicht in die Haut einschneidet oder unangenehm drückt. Bei den Übungen soll dich nichts stören oder unterbrechen – dementsprechend sollte deine Kleidung nicht verrutschen oder irgendwo zwicken. Es gibt auch spezielle Yogahosen, die einen Teil des Fußes mit bekleiden und dadurch einen optimalen Halt bieten. Außerdem kannst du gern mehrere Schichten übereinander tragen – dadurch werden deine Muskeln schneller aufgewärmt, und solltest du zu stark schwitzen, darfst du selbstverständlich das eine oder andere Kleidungsstück ablegen.

Als Unterlage eignet sich am besten eine spezielle Yogamatte. Sie sorgt dafür, dass du es während deiner Übungen bequem hast und nicht auf dem harten Fußboden zu liegen brauchst.

Ein großes Augenmerk wird beim Yoga auf die Qualität des Unterrichts gelegt. Selbstverständlich kannst du dich jederzeit dafür entscheiden, die Übungen allein zuhause zu praktizieren – sofern du aber noch keine Berührung mit diesem Thema hattest empfehle ich dir einen Yogalehrer. Diese Personen sind speziell auf die verschiedenen Übungen und Techniken geschult und können darauf achten, dass du sie auch richtig ausführst und keine falschen Bewegungen machst. Gleichzeitig können dir die Lehrer dabei helfen, die für dich passenden Entspannungstechniken auszuwählen.

Um darüber sinnvoll zu entscheiden, ist es nötig, die gesamte Philosophie von Yoga zu verstehen und nach ihr zu handeln – wenn du dir dafür Unterstützung suchst oder aber sie im Eigenstudium für dich selbst verinnerlichst, wirst du auch die größtmögliche Wirksamkeit erfahren können.

Bevor du mit Yoga beginnst, solltest du mit einem Arzt Rücksprache halten, inwieweit die Techniken für dich geeignet sind. Gerade Personen mit Gelenkproblemen oder anderen chronischen Nachteilen müssen etwas mehr auf sich selbst achten und können nicht ohne Weiteres jede neue Technik für sich entdecken. Gibt der Hausarzt sein okay, kannst du unbesorgt beginnen.

Yoga lebt von Entspannung, Ruhe und der Besinnung auf das eigene Selbst. Wenn du dich also dafür entscheidest, solltest du dich auch mit allen Sinnen darauf einlassen. Es wäre aufgrund der Philosophie nicht sinnvoll, wenn du zwar in einer ruhigen Phase damit beginnst, nach einigen Wochen aber nur noch aus einem Pflichtgefühl heraus oder schnell zwischen Arbeit und Abendessen eine Viertelstunde investierst.

Um wirklich positive Resultate zu erzielen, solltest du dich also körperlich und auch geistig wohlfühlen und in der Lage sein, Zeit zu investieren. Nur dann sind diese Momente ein tatsächlicher Gewinn für deinen Körper und deine Seele.

Abgesehen von den äußeren Umständen und der Vorbereitung gibt es auch bei den Übungen selbst ein paar Dinge zu beachten. Ziel des Ganzen soll sein, deine Gesundheit zu verbessern – und nicht diese zu verschlechtern.

Im Anusara Yoga existiert ein sogenanntes „Blueprint". Es beschreibt die optimale Körperhaltung, wodurch die Energien frei strömen können, die Gelenke entlastet werden und wir uns allgemein in einem Zustand körperlicher und geistiger Ausgeglichenheit befinden. Bedingt durch allgemeine Lebensumstände wie falsche Ernährung, ungünstige Körperhaltungen in der Arbeit oder beruflichen und privaten Stress sind wir jedoch weit von einem optimalen Blueprint entfernt. Mit Hilfe von Yoga soll dieser Zustand hergestellt werden. Wenn du dich für eine Yogaschule und geführten Unterricht entscheidest, wirst du feststellen, dass du damit nicht allein bist. Das Blueprint ist jedoch eine sehr individuelle Sache und bei jeder Person unterschiedlich.

Du solltest bei diesen Übungen also immer sehr genau auf die Signale deines Körpers hören und dich danach richten. Erscheint eine Übung für dich persönlich als ungünstig, dann führe diese nicht aus. Ein Yogalehrer kann nur allgemeine Übungen vorzeigen, jedoch muss nicht jede einzelne davon auch für dich gut geeignet sein. Es ist also sehr wichtig darauf zu achten, was dein Körper dir mitteilen möchte.

Gleichzeitig wird dir am Anfang deines Trainings oft auffallen, dass sich eine richtige Körperhaltung irgendwie seltsam oder falsch anfühlt – obwohl du dich genau nach dem richtest, was dir der Lehrer oder andere Quellen zeigen. Keine Sorge, das ist absolut normal.

Dein Körper ist über Jahre hinweg in einer Art Schonhaltung verblieben, aus der du ihn nun herauszwingst. Du wirst merken, dass dieses seltsame Gefühl mit jeder Übung weniger wird, bis es irgendwann vollständig verschwindet. Dann hast du dein optimales Blueprint erreicht.

Yoga ist kein Leistungssport. Es gibt dafür keine Wettkämpfe und du musst auch nicht besser sein als die anderen Personen, die sich im gleichen Raum befinden. Solch eine Einstellung sieht die Philosophie nicht vor. Dementsprechend sollst und darfst du weder unter Leistungsdruck, noch mit dem Drang nach Perfektion hin an die Übungen gehen. Niemand wird dich kritisieren, wenn du am Anfang Fehler machst. Diese gehören dazu und sind absolut normal und logisch. Es existiert nicht ohne Grund das Sprichwort, dass nur Übung den Meister macht.

Auch für die Übungen selbst gibt es einige wichtige Hinweise, denen du Beachtung schenken solltest, um so von Anfang an gewisse Fehler oder falsche Bewegungen zu unterbinden.

Die Grundlage für jede Art von Yogaübung bildet eine gesunde Basis zur Erde. Diese entsteht, da du dich auf dem Boden bewegst, mit Hilfe deiner Hände und Füße.

Einer der häufigsten Fehler besteht darin, dass diese falsch platziert werden und du deinen Körper dadurch in eine falsche Haltung zwingst. Deine Hände müssen vollständig den Boden berühren. Die Finger sollen weit ausgebreitet sein, dein Mittelfinger ist dabei gerade ausgestreckt und dein Handgelenk befindet sich parallel zum Mattenende. Bei den Füßen ist es ebenfalls wichtig, dass sie vollständig auf der Matte liegen – das schließt auch deine Zehen ein, diese dürfen nicht nach oben gestreckt werden.

Deine Füße sollen ebenfalls parallel zu den Kanten deiner Matte stehen, auch wenn du üblicherweise zu schräg stehenden Füßen neigst. Bei Übungen, in denen du auch die Knie beugst – wie etwa beim Ausfallschritt - gibt es einen sehr einfachen Trick um diese richtig durchzuführen.

Dieser nennt sich Gelenk über Gelenk. Das bedeutet, dass du immer darauf achten solltest, dass sich deine Knie beispielsweise auf der gleichen Höhe wie dein Knöchel befinden.

Wie bereits erwähnt, mag dir diese Haltung möglicherweise gerade am Anfang befremdlich vorkommen. Du wirst dich jedoch im Laufe der Zeit daran gewöhnen - und streckst und dehnst dadurch deinen gesamten Körper. Außerdem können so deine Energieströme ungehindert fließen.

Grundsätzlich wird beim Yoga in zwei Positionen unterschieden. In der *frontalen* Position befindet sich deine Hüfte parallel zur frontalen, also schmalen Mattenkante und in der *lateralen* Position parallel zu der seitlichen und langen Kante. In dieser Position sollen sich die Handgelenke immer über den Fußgelenken befinden. Falsche Haltungen können hier zu Schmerzen, insbesondere in den Kniegelenken, und zu Blockaden in der Hüfte führen.

Ein weiteres Risiko birgt sich in der Haltung deines Rückens. Viele Menschen haben heutzutage ein Rückenleiden und tendieren zu einem Hohlkreuz, einem Flachrücken oder einem Buckel. Du solltest bei deinen Übungen also immer darauf achten, den Rücken nicht zu weit zu beugen.

Indem du mit Ruhe deine Übungen durchführst und dich nicht zu schnell in eine Position hineinbegibst, vermeidest du eine Fehlstellung. Dadurch, dass du deine Oberschenkel nach innen drehst, dehnst du dein Becken und vermeidest eine zu intensive Beugung des Lendenwirbelsäulenbereiches.

Die Tendenz zum Buckel entsteht durch die verkürzte Oberschenkelmuskulatur. Gerade wenn du regelmäßig Joggen gehst oder Fußball spielst und deinen Körper anschließend nicht genug dehnst, kannst du davon betroffen sein. Indem du darauf achtest, den Kopf oben zu halten, und so eine gerade Linie der gesamten Wirbelsäule erzeugst, minimierst du die Wahrscheinlichkeit für diese Fehlhaltung.

Ein besonderes Augenmerk solltest du auch auf deine Halswirbelsäule legen, um diese nicht versehentlich zu überstrecken. Denke am besten daran, dass auch dein Hals nur die Weiterführung deines Rückens darstellt und dieser dementsprechend im gleichen Winkel und der gleichen Linie gehalten werden muss. Dadurch reduzierst du das Risiko eines Bandscheibenvorfalls.

Viele Menschen leiden unter Hyperflexibilität. Das bedeutet, dass vor allem die Bänder in den Armen überdehnt sind und dadurch der Ellenbogen beispielsweise über die Gerade hinaus noch weiter nach innen gestreckt werden kann. Dadurch mögen im Alltag nicht unbedingt Beschwerden auftreten, für eine erfolgreiche Yogaübung ist dieser Effekt aber eher undienlich. Der Grund hierfür birgt sich meist in fehlender Stabilität der Gelenke, da die Muskeln an dieser Stelle nicht ausreichend entwickelt sind.

Indem du deine Oberarme zueinander ziehst, sobald du deine Hände richtig auf der Matte platziert hast, vermeidest du dieses Überstrecken. Am Anfang kannst du dir auch einen Spanngurt oder ein vergleichbares Hilfsmittel hinzuziehen, mit dem du deine Arme auf Schulterbreite zusammenbindest. Nach einiger Zeit wirst du dies nicht mehr benötigen.

Um zu vermeiden, dass deine Schultern selbst nicht zusammenknicken oder nach unten abkippen, kannst du diese, sobald du deine Position gefunden hast, nach hinten in Richtung deines Rückens drücken. Dadurch nehmen sie automatisch eine gerade Position ein und stärken gleichzeitig die Muskulatur um den Brustwirbelbereich.

Der letzte Hinweis ist eigentlich ein sehr einfacher: hab Spaß bei deinen Übungen und zeige das gerne auch. Obwohl Yoga anstrengend ist, soll es dir zu Entspannung verhelfen. Vergiss also den ernsten und anstrengenden Arbeitstag und alle anderen Sorgen und Probleme, die du vielleicht gerade hast. Die Zeit, in der du Yoga praktizierst, gehört nur dir und ist ausschließlich dafür gedacht, dass du Kraft tanken und dich erholen kannst.

Also lächle, egal wie anstrengend es eventuell auch sein mag. Diese Zeit gehört nur dir, deinem Körper sowie deiner Seele und es steht dir jederzeit frei, dir so viel davon zu nehmen, wie du brauchst oder möchtest. Du hast nur ein einziges Leben, und dieses solltest du so sehr genießen wie es dir nur möglich ist – am Ende gibt dir niemand die Zeit zurück.

Unterschiede von klassischem und modernem Yoga

Yoga wird seit Jahrtausenden praktiziert und hat durch die Einflüsse der verschiedenen Kulturen und Weltbevölkerungen unterschiedlichste Züge angenommen. Heutzutage wird vorrangig zwischen dem klassischen Yoga und dem modernen Yoga aus der westlichen Welt differenziert.

Den Ursprung bildet seit jeher das Bedürfnis der Menschen, geistige und körperliche Gesundheit zu erlangen und ein möglichst langes und glückliches Leben zu führen. Als Yoga erfunden wurde, verbanden die Rishis (darunter versteht man einen Seher oder Heiligen) diesen Wunsch mit bestimmten Regeln, die für ein friedliches Miteinander sorgen sollten. Um dieses Bedürfnis zu unterstützen, entstanden die klassischen Yogaformen. Im Wesentlichen unterschied es sich in vier verschiedene Aspekte, die durch jeweilige Formen gestärkt werden sollten. In den Yoga Sutras, wovon es insgesamt 195 Stück gibt, sind diese vier Grundpfeiler genau definiert.

Die erste Methodik im klassischen Stil nennt sich *Raja Yoga*. Es steht unter dem großen Aspekt der Meditation und soll der praktizierenden Person dabei helfen, die volle Kontrolle über deren Geist und die darin enthaltenen Gedanken zu erlangen.

Das *Jnana Yoga* ist eher religiös angehaucht. Buddhisten und Hinduisten glauben an die Reinkarnation und die Wiedergeburt des Menschen. Dabei ist es davon abhängig, wie sie sich im vorherigen Leben verhalten haben – ein Buddhist, der in seinem vorherigen Leben etwa nur Böses und Schlechtes getan hat, wird sein folgendes Leben unter Umständen als Stein verbringen. Mit Hilfe dieses Yogastils wird dem Geist zu neuer Erkenntnis verholfen, außerdem soll er dadurch geschärft werden. Mit dem neu erlangten Wissen soll der Mensch aus dem Kreislauf der Wiedergeburt gerettet werden und darf in das Nirvana beziehungsweise Moksha, also dem was bei einem Christen dem Himmel am nächsten kommt, aufsteigen.

Das *Karma Yoga* gibt durch seinen Namen schon einen Hinweis, worum es sich handelt. Hier soll die Selbstlosigkeit gestärkt werden – ein Effekt, der laut der Lehre durch gutes Handeln das Karma abbaut und für ein höheres Bewusstsein der Welt und aller äußeren Einflüsse sorgt.

Die letzte klassische Form, das so genannte *Bhakti Yoga*, unterstützt die Liebe und Zuneigung zu jedem Lebewesen und die Hingabe an Gott als überirdische Person. Auch hier soll sich der Yogini besinnen und seinen Glauben dadurch unterstützen.

Das moderne Yoga basiert auf den klassischen Formen, die jedoch etwas abgewandelt wurden. Im Unterschied zur klassischen Form wurden hier Erkenntnisse aus Medizin und Wissenschaft integriert, sodass neben dem psychologischen auch ein gesundheitlicher Aspekt in die jeweiligen Übungen mit einfließt.

Nahezu alle Formen basieren auf dem klassischen Hatha Yoga, welches eine Untergruppe innerhalb des Raja Yoga darstellt.

Die dort angewandten Übungen und auch das vorrangige Ziel der geistigen Entspannung sind bis heute sehr beliebt. Allerdings werden die Übungen anders begonnen als zur damaligen Zeit in Indien. Das liegt schlicht und ergreifend an der Tatsache, dass Yoga bei uns überwiegend nicht zum Alltag gehört. Wir beschäftigen uns meist erst im Erwachsenenalter mit der Lehre und sind durch verschiedene Einflüsse auch körperlich ganz anders aufgebaut als beispielsweise ein Einwohner Indiens.

So hat das moderne Yoga als vorrangiges Ziel, die Muskulatur zu stärken und den Körper aus seiner steifen Haltung zu entwöhnen – die Beruhigung der Seele kommt durch die Erfolgserlebnisse von ganz allein. In Europa, Amerika und anderen westlichen Ländern sowie Kontinenten gilt eher die Reduzierung von Stress und die Besserung des eigenen Wohlbefindens als Resultat der richtig ausgeführten Übungen.

Die Philosophie hinter Yoga

Es mag vielleicht verwunderlich klingen, aber die Menschen stellten sich bereits vor tausenden von Jahren die gleichen Fragen wie heute. Dementsprechend haben sich die Gründe, warum sich eine Person für Yoga entscheidet, nicht großartig geändert. Viele Personen leiden unter dem Gefühl, dass Körper und Geist anscheinend nicht miteinander, sondern getrennt arbeiten, und man sich dadurch nicht richtig wohlfühlt. Daraus entsteht der Drang, etwas verändern zu wollen.

Jeder von uns möchte glücklich sein und herausfinden, worin seine Daseinsberechtigung auf der Erde besteht. Nachweislich glaubt nahezu jeder Mensch an eine bestimmte Sache. Diese muss aber nicht unbedingt religiös motiviert sein, im Gegenteil. Viele Menschen sind beispielsweise der festen Überzeugung, dass irgendwo jemand oder etwas existiert, das auf uns aufpasst und uns bei unserem Handeln auf der Erde beobachtet. Und auch wenn es wissenschaftlich anders bewiesen ist, glauben viele fest daran, dass all die Menschen, die von uns gegangen sind, auf uns aufpassen und sehen, wie wir uns verhalten.

Einige sind nicht religiös, schon alleine deshalb, weil sie es für unsinnig halten, für den Glauben Steuern bezahlen zu müssen – viele sind jedoch auch der Überzeugung, dass mit dem Tod noch längst nicht alles vorbei ist. Dafür erleben wir auf der Erde zu viele Dinge.

In der heutigen Zeit befindet sich die Welt in ständigem Wandel, und gefühlt tauchen täglich neue Katastrophen und Warnungen auf: vom Klimawandel bis hin zu Terroranschlägen, Kriegen und giftigen Abfällen.

Yoga konzentriert sich auf die Fragen des inneren Selbst, darauf zu entscheiden, wer man wirklich ist und was man benötigt, um ein glückliches Leben zu führen. Dabei darf jeder Praktizierende selbst entscheiden, ob er sich nun ausschließlich mit der eigenen Person beschäftigt oder aber die Welt mit einbezieht. Wenn du also ein Mensch bist, der politisch sehr aktiv handelt, kannst du die Übungen auch dafür nutzen, Kraft und Energie für weitere Programme zu sammeln – jedoch immer unter dem Aspekt der eigenen geistigen Gesundheit.

Im alten Indien wurde Yoga von der am höchsten angesehenen Gesellschaft, also den Mönchen und Priestern, gelehrt und an die Schüler weitergegeben. Dies geschah eingangs im Zuge von Opferritualen und Anrufungen an Gott. Da die Upanishaden, also die heiligen Texte, in denen die Grundformen des Yoga niedergeschrieben wurden, als göttliche Offenbarung galten, durften diese nur wortwörtlich übersetzt und sehr genau wiedergegeben werden. Dadurch war es den Sprachwissenschaftlern der westlichen Welt auch möglich, diese bis ins kleinste Detail aus dem Sanskrit zu übersetzen. Sie konnten nachweisen, dass es auch schon damals als Ziel galt, sich geistig zu lösen und durch ein freies und klares Gemüt die Götter positiv zu beeinflussen, um dem Kreis der Inkarnation zu entfliehen.

Im Anschluss an die Upanishaden folgte die Rigveda, ebenfalls eine alte Schrift aus Indien. Sie war jedoch für mehrere Gesellschaftsgruppen frei zugänglich, wodurch die Grundpfeiler der yogischen Lehre weiterverbreitet werden konnten. Übersetzungen zufolge beschäftigten sie sich mit der Frage nach einem Gott und der Entstehung der Welt, so wie wir sie kennen. Außerdem wurde in der Rigveda ein Grundgedanke geprägt, der bis heute gerade im Yoga häufig angewendet wird.

Er besagt, dass Gott oder eine göttliche Figur nicht als solche zu betrachten ist, sondern sich in allem befindet, was wir sind und was uns umgibt.

Die Motivation, dass wir alle göttlichen Züge in uns tragen, die lediglich entfacht werden müssen, gilt bis heute als Grundgedanke des Yoga. Durch Meditation, Atemübungen und einem bewussten Umgang mit dem eigenen Körper müssen wir also gar nicht nach den Göttern suchen und ihre Gunst gewinnen, sondern uns nur im Klaren darüber sein, was der göttliche Funke in uns bedeutet. Dadurch erlangen wir Selbstvertrauen und führen automatisch ein besseres und glücklicheres Leben.

Vor allem für die modernen Kulturen und Bevölkerungen spielt das Karma Yoga eine wichtige Rolle nach der Frage der Philosophie des Yoga im Allgemeinen. Die zugrundeliegenden Schriften, die sogenannte Bhagavad Gita, enthalten die Frage nach den Pflichten der Menschen während ihres Daseins auf der Erde, welche Konsequenzen aus unseren Taten folgen und wie sehr unser Wille die nachfolgenden Handlungen beeinflusst. Diese Schriften legen genau fest, was das Handeln nach dieser Lehre bedeutet. Sie erklären, dass jedes Lebewesen handeln muss, da das nun einmal der Sinn unseres Lebens ist – egal ob Mensch, Tier oder Pflanze: alles führt regelmäßige Aktivitäten durch.

Dabei ist jedoch zu beachten, dass wir unsere Taten nicht durch Erwartungen motivieren sollen. Natürlich folgen Aktion und Reaktion aufeinander, das soll aber nicht das Ziel darstellen. Wenn du also beispielsweise nur arbeiten gehst um Geld zu verdienen, erfüllt das nicht den Sinn der Sache selbst. Du sollst arbeiten, weil es dich glücklich macht und dir Liebe zu dir selbst und deiner Umwelt verschafft.

Der letzte Pfeiler in der Philosophie des klassischen Yoga entstammt dem Yogi Patanjali.

Er schuf das Yoga Sutra, welches bis heute als Grundlagentext für die moderne Lehre gilt. Insgesamt handelt es sich um einen sehr langen Text, im Kurzen geht es jedoch um Folgendes: wenn es dir gelingt, frei von allem zu sein, also frei von deinen Ängsten, Sorgen, Erinnerungen, Wünschen und sonstigen Gedanken – dann hast du ein klares Bewusstsein und die Chance, ein wirklich glückliches und selbstloses Leben zu führen. Patanjali lebte in der Annahme, dass alles, was wir wahrnehmen, nur eine Illusion ist und uns daher nicht in unserem Handeln beeinflussen sollte. Der Geist schafft nur subjektive Wahrnehmungen, die demzufolge nicht der allgemein gültigen Wahrheit entsprechen können – das bedeutet auch, jeder Mensch betrachtet die Dinge unterschiedlich. Er legte fest, dass nur diejenigen, welche es schaffen, alle fünf Sinne zu vereinen und die Gedanken kontrolliert fließen lassen zu können, auch ein gestecktes Ziel erreichen können. Dafür erfordert es jedoch Ausdauer und Übung – denn selbst dem bekannten Yogi zufolge war niemand in der Lage, seinen Geist von jetzt auf gleich derartig zu verändern.

Um zu verstehen, woraus sich das moderne Yoga gebildet hat, ist die Hatha Yoga *Pradipika* von großer Bedeutung. Im Gegensatz zu den altertümlichen Schriften geht sie nicht vom Geist, sondern vom Körper als Grundpfeiler für eine Veränderung aus. Eine erfolgreiche Reinigung des Körpers schafft einen geklärten Geist und die Möglichkeit zur spirituellen Entwicklung, heißt es hier. Auch der Ansatz, dass die Welt und der Körper als Einheit betrachtet werden müssen, hat sich hier erneut geprägt. Dies ist auch einer der wichtigsten Aspekte hinter der Philosophie des Yoga: es geht immer darum, das große Ganze zu betrachten. Mit Hilfe von Yoga kannst du über den Tellerrand hinausblicken, da es nicht nur um dich als einzelne Person geht, sondern auch darum, wie das Verhalten der Welt dich, und du die Welt um dich herum beeinflusst. Mit Yoga wird es dir gelingen, von einem reinen „Ich- Mensch“ zu einer Person zu werden, die die Gemeinschaft schätzt und diese in ihr Handeln mit einbezieht.

Vorteile durch und mit Yoga

Wer Yoga praktiziert, soll sich besser fühlen – doch stimmt das wirklich? Durch die lange Tradition dieser altindischen Kunst war es auch diversen Forschern und Wissenschaftlern möglich, diese Methoden bis ins kleinste Detail zu überprüfen und gewisse Wirkungen zu bestätigen oder zu widerlegen. Heutzutage ist klar, dass Yoga durchaus auch einen medizinisch relevanten Aspekt beinhaltet. Es wirkt sich neben dem Geist auch positiv auf verschiedene Systeme des Körpers aus.

Einer der großen Vorteile von Yoga besteht darin, dass du es immer und überall machen kannst. Du benötigst nicht zwingend einen Lehrer oder ein Studio, sondern kannst immer, wenn dich die Lust ergreift, die eine oder andere Übung beginnen. Durch die Vielzahl an verschiedenen Techniken bieten sich dir zahlreiche Alternativen, von der klassischen Meditation oder einem Sonnengruß bis hin zu Fingeryoga.

Dabei ist allerdings wichtig zu wissen, dass die verschiedenen Tageszeiten auch unterschiedliche Auswirkungen haben können. Während der Morgen beispielsweise dazu dient, die Muskeln und den Stoffwechsel zu stimulieren, hilft dir Yoga am Abend dabei, den Stress des vergangenen Tages zu verarbeiten und deinen Körper zur Ruhe zu bringen.

Gleichzeitig erlauben die verschiedenen Techniken absolut jedem Menschen, Yoga zu praktizieren. Es ist dabei irrelevant, ob es sich um einen aktiven Sportler, einen eher geruhsamen Menschen, ein Kind oder einen

Rentner handelt – es gibt für jede Alters- und Personengruppe unterschiedliche Übungen. Im Zweifelsfall wird es dir dein Körper mitteilen, wenn du an deinen Grenzen angelangt bist.

Neben der geistigen Besinnung und Entspannung hilft dir Yoga auch bei diversen körperlichen Beschwerden. Da die Übungen meist mit verschiedenen Biegungen und Dehnungen zu tun haben, trainiert der Sport ideal deine Muskulatur. Du kannst also Rückenschmerzen lindern, deine Hüften wieder beweglicher machen oder deinen Oberkörper stärken. Yoga unterstützt dich aber auch dabei, deine Konzentration und dein Immunsystem zu stärken, und verbessert die Stabilität deines Kreislaufes. Das liegt zum einen an den Übungen selbst, zum anderen aber auch daran, dass praktizierende Yogis achtsamer mit dem eigenen Körper und der Umwelt umgehen. Dadurch bemerken sie die Warnzeichen des Körpers eher als "normale" Menschen und unternehmen etwas dagegen.

Da beim Yoga auch die Atmung bewusst mit einbezogen wird, kannst du dadurch auch sehr gut abnehmen. Mit einer verbesserten Sauerstoffsättigung arbeiten deine Organe schneller und verbrennen als Resultat mehr unbrauchbare Fette und Giftstoffe. Gleichzeitig stärkt Yoga deinen Hormonhaushalt. Durch die Unterstützung mit Hilfe der Asanas werden deine Drüsen stimuliert – diese sind für die Ausschüttung eben dieser Hormone zuständig. Dadurch strahlst du mehr Selbstsicherheit und ein Wohlbefinden im Allgemeinen aus.

Vielen hat Yoga bei einem Punkt ganz besonders weitergeholfen: dem Schärfen der eigenen Intuition. Dies gilt vor allem für sehr rationale Menschen, die bemüht sind, möglichst neutral an neue Gesichtspunkte heranzugehen.

Durch dieses Handeln liegen diese in einigen Aspekten aber auch falsch, da das eigene Bauchgefühl, welches im Grunde nur eine andere Bezeichnung für Intuition und Unterbewusstsein ist, ignoriert wird.

Mit Hilfe von Yoga besteht nun die Möglichkeit, genau diesen Gesichtspunkt aktiver in das Leben mit aufzunehmen.

Bei einigen ist zwar ein scharfer Verstand vorhanden - gerade in emotionalen Aspekten oder Dingen, die den eigenen Körper betreffen, ist dieser aber wenig hilfreich. Wenn es gelingt, diesen teilweise zu ignorieren, fühlen sich viele dadurch ausgeglichener, weniger müde und haben seltener Kopfschmerzen.

Indem du deinen Emotionen Vertrauen schenkst, kannst du deinen inneren Stress reduzieren und dir zumindest etwas mehr Ruhe und Zufriedenheit verschaffen.

Jeder Mensch, der schon einmal eine längere Zeit vor dem Computer oder in sitzender Haltung verbracht hat, leidet oft unter ähnlichen Problemen; der Nacken und die Schultern sind verspannt, unter Umständen schmerzen die Bandscheiben und verschiedene Gliedmaßen schlafen abwechselnd ein. Da beim Yoga die Muskulatur, die Bänder und die Sehnen trainiert werden, kannst du diesen Leiden Abhilfe schaffen. Die richtige Durchführung der Übungen und die zusätzliche Bewegung sorgen dafür, dass du automatisch aufrechter durchs Leben gehen wirst – und das häufig bereits nach wenigen Tagen.

Das Schöne an Yoga ist die Beständigkeit. Gerade in einer Welt, die sich so schnell und permanent ändert, bietet das Wissen, dass es Dinge gibt, die sich seit mehreren tausend Jahren nicht geändert haben, einen guten Anker. Dementsprechend sind auch das Hauptziel und der größte Vorteil von Yoga unverändert. Die aktive Anwendung von Bewegungen, Atemübungen und Meditationen gibt dir eine Pause im stressigen Alltag. Du kannst dich auf dich selbst besinnen und Ruhe, Energie und Kraft tanken.

Du kannst deine Gedanken sammeln und ordnen, da du konzentrierter bist und für dich selbst Prioritäten setzen, um nicht im Chaos zu versinken.

Wenn du deine körperlichen Verspannungen lösen kannst, wird auch dein Geist ruhiger – all das, was uns der Körper mit Hilfe von Schmerzen versucht mitzuteilen, ist in der Regel nur die Weiterleitung des Kopfes, den wir ignorieren.

Im Zuge dessen wirst du auch lernen wie wichtig es ist, den Moment zu genießen. Selbstverständlich gibt es Dinge, die im Voraus geplant werden müssen. Aber erinnerst du dich daran, wann du das letzte Mal einfach nur irgendwo gesessen bist und dich gefreut hast, dass die Sonne auf deine Haut scheint und du für eine Sekunde keine Aufgabe zu erledigen hattest? Ich konnte es früher oft nicht und habe mittlerweile bemerkt wie wertvoll solche Augenblicke sind und wie viel Energie sie uns verleihen können.

Yoga zwingt dich dazu, dich auf dich selbst zu konzentrieren. Wenn du die Übungen nur halbherzig angehst, wirst du auch keinen Erfolg verzeichnen können. Lässt du dich jedoch darauf ein, wirst du schnell feststellen dürfen, wie du von den unzähligen Vorteilen profitieren kannst.

Kritiken an Yoga

Selbstverständlich gibt es neben unzähligen Befürwortern auch diverse Kritiker, die Yoga eher skeptisch gegenüberstehen. Im Gegensatz zu den meisten Sport- und Entspannungstechniken bemängeln sie aber nicht die Sache selbst. Im Gegenteil, selbst Experten mit einer enormen Abneigung gegen Yoga müssen zugeben, dass die medizinische Wirksamkeit wissenschaftlich fundiert und bewiesen ist. Ihnen geht es in der Regel eher darum, dass sich Yoga von einer altindischen Kultur hin zu einer Modeerscheinung gewandelt hat.

Allein in Deutschland praktizieren etwa vier Millionen Menschen regelmäßig Yoga, mit steigender Tendenz. Dadurch schießen auch die Schulen wie Pilze aus dem Boden und haben teilweise das Problem, dass die Lehrer wenig fundiertes Wissen darüber haben, was sie genau unterrichten. Um Yoga erfolgreich anzuwenden muss man es richtig verstehen, und viele Menschen nehmen genau diesen Punkt nicht allzu ernst.

Ohne großem Wissen der langen Vorgeschichte, dem Hintergrund und den verschiedenen Stilen, stürzen sie sich in die Übungen und haben nach einigen Wochen mehr Beschwerden als zuvor. Das innere Streben nach Entspannung und einer Flucht aus dem Alltag ist bei vielen Menschen so groß, dass sie nach einer sofortigen Lösung suchen und diese mit Hilfe von Yoga zu finden hoffen.

Dennoch bieten die Techniken kein Allheilmittel und wirken auch nicht von heute auf morgen. Versucht man zu verbissen, die Übungen zu absolvieren, wird man keinen Erfolg haben – ein Konzept, welches bereits in den altindischen Schriften verankert ist. Dieses Wissen ist jedoch nicht sehr weit verbreitet - weil sich nur sehr wenige Personen auch wirklich damit beschäftigen.

Wir befinden uns in einer Leistungsgesellschaft, und zumindest das klassische Yoga passt augenscheinlich nicht in dieses System. Dementsprechend werden ständig neue Techniken entwickelt - schnelle Übungen, die es uns erlauben sollen, in möglichst kurzer Zeit einen möglichst großen Nutzen zu generieren. Dabei wird vergessen, dass Yoga Disziplin und Übung erfordert. Eine Heilung und Besserung aller Probleme innerhalb von drei Tagen ist nicht nur unrealistisch, sondern auch unmöglich. Neben dem körperlichen Aspekt stand und steht der Geist bei Yoga an vorderster Stelle.

Obwohl sich Yoga für jede Person eignet, sollte man sich eingehend mit der Technik beschäftigen. Andernfalls riskiert man, die Beschwerden, welche eigentlich verbessert werden sollen, noch zu verschlimmern.

Bevor du dich für Yoga entscheidest, mach dir also bewusst, warum du dieses Projekt überhaupt angehen möchtest. Der Wunsch nach innerer Gelassenheit ist verständlich und natürlich – versuche aber, es nicht in einen Wettbewerb ausarten zu lassen. Es gibt bestimmte Übungen für Anfänger, die dir den Weg ebnen werden. Mit einem aufmerksamen Lesen dieses Ratgebers hast du bereits den ersten Schritt in die richtige Richtung gewählt.

Das richtige Equipment für Yoga

Einer der schönsten Aspekte beim Yoga besteht darin, dass es ohne großartige Hilfsmittel ausgeführt werden kann. Es gibt einige Dinge, die sich zumindest empfehlen und gewisse Materialien, die du dir gerne auch zulegen kannst, wenn du schon eine Weile Yoga praktizierst und deine Übungen gerne erweitern möchtest.

Zuerst empfehle ich beim Yoga eine bequeme Kleidung. Neben der klassischen Jogginghose kannst du auch spezielle Yogakleidung kaufen. Wichtig ist in jedem Fall, dass sie dich weder einengt noch irgendwo drückt oder schnürt. Frauen sollten sich außerdem für einen Zopfgummi entscheiden, damit die Haare während der Übungen nicht störend im Gesicht hängen. Schuhe und Socken benötigst du nicht - da du beim Yoga unter anderem auch deine Bindung zur Erde stärken sollst, werden die Übungen barfuß ausgeführt.

Als wohl wichtigstes Utensil gilt die Yogamatte. Zum einen hat sie einen hygienischen Aspekt, und ebenso ist sie unwahrscheinlich bequem, da sie gepolstert und dadurch gerade für liegende Übungen sehr zu empfehlen ist. Die Matten sind grundsätzlich hypoallergen, sodass du auch bei Hautproblemen keine Sorge tragen musst, diese durch die Verwendung eventuell zu verschlimmern. Außerdem kannst du dir beim Kauf deine Lieblingsfarbe aussuchen, um dir so gleich zu Beginn einer jeden Übung ein gutes Gefühl zu verschaffen.

Da die Übungen durchaus schweißtreibend sein können empfehle ich dir, dir ein Handtuch zur Seite zu legen. Auch hierfür gibt es spezielle Yogatücher – diese sind besonders saugstark und ausschließlich aus Baumwolle gefertigt. Gleichzeitig hat dieses Handtuch einen Anti- Rutsch Effekt, so dass du es auch als Unterlage nutzen kannst.

Wenn du ein Neuling im Yoga bist, ist die richtige Körperhaltung von ungemein großer Bedeutung. Zur Unterstützung kannst du in diesem Fall Yogagurte kaufen. Einige empfinden, dass sie eine gewisse Ähnlichkeit mit einem Spanngurt haben – sie helfen aber wirklich ganz enorm und du kannst dich auf die richtige Atmung konzentrieren, anstatt darauf zu achten, dass dein Rücken nicht falsch gebeugt wird.

Viele haben zu Beginn des Trainings noch keine besonders stark ausgeprägte Bauch- oder Rückenmuskulatur und können die Figuren daher nicht lange genug halten. In diesem Fall gibt es Yogablöcke, die du im Zweier-Block bestellen kannst. Da sie aus Kork gefertigt werden, rutschen sie nicht weg und helfen dir bei Bedarf, auch komplexere Übungen zu probieren, ohne gleich den Mut zu verlieren. Außerdem sind sie durch das Material sehr leicht, so dass du sie überall mit hinnehmen kannst.

Um es bei den Meditationen möglichst bequem zu haben, benötigst du eine Unterlage. Dafür kannst du natürlich auch die Matte nutzen - aus persönlicher Erfahrung kann ich jedoch behaupten, dass ein eingeschlafener Hintern weder entspannend noch angenehm ist. Da man bei Meditationen meist mit gekreuzten Beinen sitzt, kann ich dir wärmstens ein Yogakissen empfehlen.

Es ist tatsächlich bequemer als jeder Stuhl den ich besitze, und der Bezug ist waschbar, so dass es nicht schlimm ist, wenn er doch einmal dreckig werden sollte.

Wenn du bereits Erfahrung gesammelt hast und beispielsweise an deiner Balance und deinem Gleichgewichtssinn arbeiten möchtest, gibt es zwei weitere Hilfsmittel: den Yogastuhl und das sogenannte Yoga Wheel. Beide dienen dir als Unterstützung für komplexere Übungen – mit Hilfe des Yoga Wheels kannst du auch an deiner Beweglichkeit arbeiten und es in dein Training integrieren.

Nun hast du einige Utensilien – diese wollen natürlich auch transportiert werden. Eine Yogatasche bietet dir ausreichend Platz, um alles zu verstauen. Der Tragegurt ist flexibel einstellbar, so dass du es immer möglichst bequem hast.

Mit all diesen Hilfsmitteln wird dir Yoga noch um einiges leichter fallen. Ich wünsche dir viel Spaß dabei.

Welcher Yoga-Typ bist du?

So unterschiedlich wie die Menschen selbst sind auch die verschiedenen Stile, mit denen du Yoga praktizieren kannst. Doch nicht jede Art Yoga passt zu jedem Menschen – eine Tatsache, die einige Personen von der neuen Erfahrung abbringt, bevor sie überhaupt richtig begonnen hat. Es ist sehr wichtig zu wissen, welche der verschiedenen Arten dich deinem Streben nach Entspannung und einer besseren Konstitution näher bringt, denn die falsche Wahl würde dir an dieser Stelle nicht zum Erfolg verhelfen, sondern womöglich nur einen Muskelkater verschaffen.

Fernab der Yogaschulen gibt es im Internet verschiedenste kurze Tests mit Fragen unterschiedlichster Art. Es sind selten mehr als zehn Fragen, aber sie helfen dir zumindest, eine Gedankenstütze zu erhalten, in welche Richtung es bei dir gehen sollte. In den Tests selbst sollst du deine körperliche Fitness zum aktuellen Zeitpunkt einschätzen, inwieweit du bereits Berührungspunkte mit dem Thema Yoga hattest, worin dein Wunsch besteht, den du durch Yoga erreichen möchtest oder auch die Frage, ob du deinen Urlaub lieber entspannt an einem Strand verbringst oder kletternd in den Bergen.

Anschließend erfolgt eine Auswertung des Tests, in der dir verraten wird, welcher Yoga-Typ du am ehesten zu sein scheinst. Im Wesentlichen unterteilen alle Seiten in vier verschiedene Typen.

Experimentierfreudige Typen schätzen neben den Übungen auch die exotische Kultur, die hinter den Praktiken von Yoga steht. Sie benötigen Abwechslung und sollen daher regelmäßig zwischen sportlichen und entspannenden Übungen wechseln. Außerdem gelten sie als kontaktfreudig, sodass sich in diesem Fall eine Schule anbietet, in der man mit anderen Yogis gemeinsam trainieren kann. Sie möchten gerne neue Grenzen entdecken und Erfahrungen sammeln, anstatt in den klassischen Ritualen zu verweilen. Als Sportart wird in diesem Fall beispielsweise Yin- Yang Yoga empfohlen.

Spirituelle Yogatypen sind weniger durch die Möglichkeit zur Fitness, sondern vielmehr durch die Hintergrundgeschichte zum Yoga gekommen. Sie sind fasziniert von der Lebensphilosophie aus dem fernen Osten und versuchen, diese in den hiesigen Alltag zu übernehmen. Das Streben nach Erweiterung des Geistes ist enorm. Daher liegen die Steckenpferde hier eher auf Meditationen und Atemübungen zum Training der Seele, als in sportlicher Aktivität. Dementsprechend empfiehlt sich meist Kundalini-Yoga.

Selbstverständlich kannst du auch zu den Menschen gehören, die ihre Entspannung in körperlicher Ertüchtigung finden. Diese Personen werden zu den sportlichen oder flexiblen Typen gezählt. Diese Menschen treiben bereits vor jeder Erfahrung mit Yoga regelmäßig Sport und ernähren sich meist auch bewusster, um das Training nicht vollends zunichte zu machen. Mit Hilfe von Yoga möchten sie beweglicher werden und ihre Muskulatur weiter fordern. Gleichzeitig stehen sie gern im Wettbewerb mit anderen, um ihre Erfolge vergleichen zu können. Daher empfiehlt sich an dieser Stelle Power Yoga, welches mit vielen körperlichen Herausforderungen und wenigen Entspannungsübungen zu tun hat.

In den letzten Typ werden die Menschen eingeteilt, die in Yoga vor allem Entspannung finden möchten. Sie wünschen sich einen Ruhepol fernab des stressigen und hektischen Alltags. Diese Menschen sind sich über ihre eigenen Bedürfnisse und Wünsche im Klaren und suchen in den

Entspannungsübungen des Yogas die Möglichkeit, diesen nachzukommen. Auf diese Art und Weise versuchen sie einen Ausgleich zum normalen Leben zu schaffen. Diesen Personen wird meist Yin- Yoga empfohlen, da es eine Mischung aus dynamischen Bewegungen und ausdauernden Atem- und Meditationsübungen schafft.

Die vier Hauptrichtungen im Yoga

Es gibt sehr viele verschiedene Yoga-Stile, und die Übergänge sind oft fließend. Viele Yogis beginnen mit einem Hatha-Stil und interessieren sich nach längerer Praxis zunehmend für die philosophischen Aspekte. In Indien unterscheidet man vor allem vier Hauptrichtungen: das Karma Yoga, Bhakti Yoga, Raja Yoga und das Jnana Yoga.

KARMA YOGA – DER WEG IN DIE SPIRITUELLE FREIHEIT

Dieser spirituelle Pfad ist bereits einige Jahrtausende alt. Die „Bhagavad Gita" gilt als eine der wichtigsten Schriften des Hinduismus. Hierauf basiert auch das Karma Yoga. Diese Yoga-Richtung beschreibt ein aufrechtes und selbstloses Handeln, ohne Erwartung des Lobes oder der Anerkennung. Laut Krishna ist die Praxis des Karma Yogas für das Erlangen von Selbsterkenntnis essenziell. Man versteht Karma Yoga auch als „Yoga des altruistischen Dienstes". Gedanken über Erfolg und Misserfolg sollen bei Karma Yoga keine Bedeutung erlangen.

Negative Eigenschaften wie Hass, Eifersucht und Egoismus verschwinden, stattdessen können sich Sympathie, Toleranz, Barmherzigkeit, Liebe und Demut entwickeln. Es gibt keine Selbstsucht mehr und die Sicht auf das Leben kann sich weiten. So wird auch das Herz geöffnet und Selbsterkenntnis kann entstehen.

Beim Karma Yoga geht es um das selbstlose Dienen für Gott, im Zentrum steht hierbei das eigene Handeln. Dabei wird Gott jedoch nicht näher definiert, der Glaube an einen Gott ist daher nicht unbedingt von Nöten.

Man geht bei Karma Yoga davon aus, dass Dienen das Herz reinigt. Hinter allem was geschieht kann ein höherer Sinn liegen. Daher bezeichnet man Karma Yoga auch als „Yoga der Handlung“, oder „Yoga der Tat“.

Dennoch ist für die Praxis des Karma Yogas die richtige geistige Einstellung von höchster Bedeutung. Diese wird durch Reflektion erlangt.

Karma wird zwar mit „Handlung“ übersetzt, es geht jedoch nicht nur um die Handlung selbst, sondern auch um die Ursache und Wirkung der Handlung. Dabei akzeptiert der Yoga-Praktizierende Gott (oder die höchste Ebene der Evolution) als Faktor zwischen Ursache und Wirkung. Um neue Erkenntnisse zu erlangen, sind nach dem Karma Yoga daher manchmal auch unangenehme Ereignisse von Nöten. Karma Yoga kann dabei helfen, einen sorgenfreien und friedvollen Geist zu entwickeln.

BHAKTI YOGA – DER WEG DER HINGABE

Im Bhakti Yoga wird durch Verehrung und Hingabe der höchsten Wirklichkeit die Erfahrung der Einheit erstrebt. Es geht also um die reine Liebe zu Gott. Bhakti Yoga bedeutet daher so viel wie Demut und Verehrung gegenüber Gott, einem persönlichen Ideal, oder dem Zugang zu Gott.

Der Yoga-Weg beinhaltet die Erfüllung im Glauben und Gebet, und dabei das Aufgehen in der Liebe zu Gott. Bhakti bedeutet auch Liebe um der Liebe willen, und ebenso Respekt und Achtung vor allen Lebewesen, der Natur und der gesamten Schöpfung.

Bhakti Yoga ist im Grunde in allen Religionen zu finden. Doch ganz gleich welche Religion oder Nation, jeder Mensch kann Bhakti praktizieren. Für die Entwicklung von Bhakti benötigt es keine besondere Flexibilität oder anderen Voraussetzungen. Allein ein offenes Herz und die Entscheidung für die Öffnung gegenüber dem Göttlichen sind wichtig. So können wir erfahren, dass Gott überall ist und wir mit ihm verbunden sind.

Die universelle Liebe ist jedoch eine sehr hohe Stufe. Um diese zu erreichen, benötigt der Yogi Weisheit und Gotteserkenntnis. Nach der Bhagavad Gita werden vier Arten des Bhakti Yogas definiert, nämlich *Arta*: das Leid, *Jijnasu*: die Neugier, *Artharthi*: der Wunsch nach Objekt und *Jnani*: die Weise.

Wie können Yogis nun Bhakti praktizieren? Eine der bedeutendsten Schriften über Bhakti Yoga ist die „Bhagavatam". Dort werden neun Elemente aufgelistet, durch die der Yogi Bhakti praktizieren kann.

1. Shravanam, das Hören über Gott

2. Kirtanam, das Sprechen und Singen über Gott
3. Smaranam, Erinnerung an Gott
4. Pada-Sevanam, Gott dienen
5. Arcanam, die Verehrung Gottes
6. Vandanam, Gott Gebete darbringen
7. Dasya, Gott dienen
8. Samkhya, Freundschaft schließen mit Gott
9. Atma-Nivedanam, sich Gott völlig hingeben

Die Praxis von Bhakti Yoga ist also im Grunde sehr einfach, der Yogi soll alles, was er macht, in Beziehung zu Gott tun. Dabei muss der Bhakti-Praktizierende nicht unbedingt alle neun Vorgänge ausführen, bereits ein Element kann schon ausreichend sein.

Im Zentrum des Bhakti Yogas steht dennoch das Bewusstsein des Yogis, denn dieses soll immer bei Gott und bei sich sein. Das Meditieren über Gott gilt als das wichtigste Element des Bhakti Yoga.

JNANA YOGA – DER WEG DER ERKENNTNIS

Jnana Yoga wird auch als „Yoga des wahren Wissens“ bezeichnet. Bei dieser Yoga- Richtung geht es um das Streben und die Erlangung von tiefer Erkenntnis und Wissen. Man geht hierbei davon aus, dass Unvollkommenheit durch Nichtwissen entsteht. Dies macht auch den Kreislauf der ständigen Wiedergeburten notwendig.

Beim Jnana Yoga gibt es keine vorgeschriebenen Rituale und Körperübungen, da man bei Ritualen annimmt, dass diese ein Wunsch des Besitzes seien. Bei Jnana Yoga soll aber im Yoga-Praktizierenden das aufgeweckt werden, was bereits in ihm schlummert. Die körperlichen Yoga-Posen dienen beim Weg der Erkenntnis allein der Konzentration. So bekommen die Yogis leichter einen Zugang zu ihrem Innersten, und die positiven Energien können besser fließen. Durch die Reinigung der Gedanken kann zudem die gesamte Lebenseinstellung positiv beeinflusst werden.

Jnana Yoga gilt als die höchste Stufe des Yogas und auch als Weg des Wissens. Die beiden Yogarichtungen Karma Yoga und Bhakti Yoga dienen lediglich als Vorbereitung für die Reinigung des Geistes. Jnana Yoga besteht aus einem 4-stufigen Prozess. Hierbei stehen dem Yogi mehrere Möglichkeiten der Ausführung offen.

Die vier Schritte lauten:
Shravana (Hören), *Manana* (Nachdenken), *Nididhyasana* (Meditieren) und *Anubhava* (Verwirklichen).

Shravana, das Hören, bedeutet im Jnana Yoga so viel wie: „das Anhören von den Auslegungen der Vedanta Schriften“.

Zu den Schriften der Vedanta-Philosophie gehören zum Beispiel die des Sri Adi Sankaracharya und die Upanishaden. Letztere stellen das Fundament der Vedanta-Philosophie dar.

Die Gedanken des Yoga-Weges werden also durch einen Yoga-Lehrer vermittelt. Denn bevor der Yogi zum Handeln übergehen kann, muss er umfassende Kenntnisse der Lehre erhalten. Steht kein Jnana Yoga-Lehrer oder Vedanta-Guru zur Verfügung, der die Schriften darlegen kann, können die Yogis auch Videos ansehen oder Bücher lesen, sowie Vorträge per MP3 anhören.

Manana bedeutet das „Betrachten im Geiste". Es ist der zweite Schritt des vierstufigen Prozesses und sagt aus, selbst nachzudenken und kritisch Dinge zu betrachten. Gelesenes und Gehörtes wird reflektiert und mit anderen Yogis und dem Guru ausgetauscht. Ziel ist hierbei, dass das Gesagte verstanden wurde, denn erst dann kann die Verinnerlichung der Lehre folgen.

Der dritte Schritt ist Nididhyasana, die geistige Betrachtung und das intensive Meditieren. Durch die andauernde und in der Tiefe steigende Meditation kann der Yoga-Praktizierende hierbei Zugang zu einem intuitiven Begreifen erhalten.

Der vierte und letzte Schritt des Prozesses ist Anubhava. Es bedeutet: „die volle Verwirklichung". Der Jnana Yogi hat gelernt, die Wahrheit zu erkennen und sein eigenes Selbst. Denn erst durch die Selbsterkenntnis lässt sich Wesentliches von Unwesentlichem unterscheiden.

RAJA YOGA – DER WEG DER GEISTESKONTROLLE

Raja Yoga ist das Yoga der Wissenschaft und der geistigen sowie körperlichen Kontrolle. Dieser Yoga bedeutet „königlicher Yoga“, denn Raja bedeutet übersetzt „König“. Könige handeln selbstbewusst, selbstsicher und selbstständig, und so soll auch der Raja-Yogi sein. Raya Yoga gilt als Weg der Selbstdisziplin und Übung. Es stellt die Königsdisziplin aller Yoga-Wege dar.

Die Yoga-Richtung geht auf den Weisen Patanjali zurück. Es geht hierbei um die Beherrschung des Geistes durch eine gezielte Selbstanalyse. Die Konzentration auf das Gute in uns hilft uns bei der Entwicklung von göttlicher Stärke. Durch das Wiederholen von Affirmationen können wir unseren Geist neu programmieren und langfristig zum Werkzeug werden lassen.

Raja Yoga wird auch Ashtanga Yoga genannt. Ashtanga bedeutet „achtgliedrig“. Das Ashtanga Yoga oder das Raya Yoga gliedern sich demnach in 8 Stufen. Dieser achtgliedrige Pfad dient dem Weg in die Selbstverwirklichung.

Derjenige, der seinen Geist bezwingen kann, gilt als ein wahrer Herrscher. Raja Yoga soll den Körper kräftigen, den Geist beruhigen und zu einem ganzheitlichen Wohlbefinden beitragen. Es ist ein sehr anspruchsvoller, athletischer und dynamischer Yoga-Stil. Raja Yoga zählt übrigens zu den ältesten Yoga-Stilen.

DER ACHTGLIEDRIGE YOGA-WEG NACH PATANJALI IM YOGA SUTRA

Ashtanga Yoga wird manchmal auch mit dem Yoga-Weg Ashtanga Yoga verwechselt, wie er von Patanjali im Yoga Sutra beschrieben wird. Ashtanga bedeutet übersetzt „der achtgliedrige Weg". Patanajali, ein indischer Gelehrter und Verfasser des Yoga Sutras, beschreibt in acht Stufen den Leitfaden des klassischen Yoga. In den ersten fünf Gliedern geht es um praktisches Yoga (Kriya Yoga), die drei folgenden Glieder werden als königliches Yoga bezeichnet.

1. Yamas - der Umgang mit der Umwelt
2. Niyamas – der Umgang mit sich selbst
3. Asanas – der Umgang mit dem Körper
4. Pranayama – der Umgang mit dem Atem
5. Pratyahara – der Umgang mit den Sinnen

6-8 Samyama – der Umgang mit dem Geist

6. Dharana – Konzentration
7. Dhyana - Meditation
8. Samadhi – das Höchste – die innere Freiheit

1. Yama – Der Leitfaden und die erste Stufe

Yama ist die erste Stufe des achtgliedrigen Weges im Ashtanga Yoga, Kriya Yoga und Raja Yoga. Yama bedeutet Enthaltung, aber auch Selbstkontrolle. Hierbei geht es um das eigene Verhalten anderen Lebewesen gegenüber. Durch Selbstbeherrschung können wir unserem Leben die richtige Richtung geben.

Indem wir das Leben nach unseren eigenen Idealen gestalten, übernehmen wir Verantwortung, wir nehmen unser Leben selbst in die Hand. Dafür sind Geduld, Disziplin und Ausdauer von Nöten. Oft erfordert es auch Mut, die Umstände in unserer Umgebung zu verändern.

Yama ist noch einmal in 5 Unterpunkte gegliedert; Ahimsa, Satya, Asteya, Bramacharya und Aparigraha. Die Yamas gelten als Leitfaden und beinhalten Prinzipien, die förderlich für einen friedlichen Umgang mit sich selbst und mit anderen Menschen sind. Sie gelten daher als ideale Werkzeuge für mehr Bewusstsein im sozialen Miteinander. Die Beziehung zu uns, als auch die Beziehungen zu anderen Menschen können sich hierdurch verbessern.

1.1. Ahimsa – Nicht Verletzen

Das erste Yama bedeutet die Abwesenheit von Gewalt, Grausamkeit und Ungerechtigkeit. Wichtig ist hierbei der wohlüberlegte Umgang mit allen Lebewesen. Nicht nur in Taten sollen wir keine Gewalt anwenden, sondern auch in Worten und Gedanken. Denn sowohl für den Betroffenen, als auch für den Negativ-Denker selbst, kann dies schädigend sein.

Ahimsa bedeutet im Grunde, dass der Schüler den Wunsch des Tötens und Verletzens überwinden soll. Einige Yogarichtungen erwarten daher eine vegetarische Lebensweise von ihren Schülern.

Tiere spüren aufgrund ihres Instinktes, wenn sie geschlachtet werden sollen. Aufgrund der gefühlten Todesangst schütten sie Stress- und Angsthormone aus. Diese Hormone verbleiben im Fleisch und werden vom Menschen beim Verzehr mit aufgenommen. Man geht davon aus, dass diese auch Neurosen und Psychosen auslösen. Auch deshalb kann eine vegetarische Ernährung sinnvoll und vernünftig sein.

1.2. Satya – Wahrhaftigkeit und Wahrheit

Beim zweiten Yama geht es um Aufrichtigkeit, Loyalität, Ehrlichkeit und Treue. Satya heißt so viel wie „wahrhaftig sein“ und „die Wahrheit sprechen“. Es heißt auch, sich in Ehrlichkeit in Worten sowie Taten zu üben. Ebenso bedeutet Satya, dass der Yogi auch sich selbst Fehler eingestehen kann, anstatt sich zu belügen.

Es ist allerdings nicht immer erstrebenswert, die Wahrheit zu sagen. Denn wenn die Wahrheit jemanden verletzen könnte, dann ist ein Schweigen manchmal besser. Zentral für das zweite Yama ist daher auch der bewusste Umgang mit den eigenen Worten und Gedanken. Der Gedanke gilt hierbei als Wurzel des Wortes.

1.3. Asteya – Nicht stehlen

Im Sanskrit bedeutet das Wort „steya“ Diebstahl, das Gegenteil ist demnach „asteya“ (nicht stehlen). Beim dritten Yama geht es darum, dass man nichts nehmen soll, was einem nicht gehört. Dazu zählen auch geistige Dinge (geistiges Eigentum) und Dinge, die dir anvertraut wurden.

Asteya bedeutet aber auch, auf andere Menschen zu achten und nicht mehr zu nehmen als benötigt, damit jeder etwas bekommen kann.

1.4. Brahmachary – Reiner Lebenswandel und Selbstbeherrschung

Brahmachary bedeutet „die Bewegung auf das Wesentliche hin“ und damit die Reinheit in Gedanken, Worten und Taten. „Brahma“ bedeutet übersetzt Wahrheit, „char“ heißt bewegen. Wir sollten nach Erkenntnis und Verständnis der höchsten Wahrheit hinstreben.

Dabei sollen wir unseren Geist schützen, vor Dingen, die Unklarheit bringen. Stattdessen sollen wir uns zu einem reinen Lebenswandel hinbewegen.

Brahmachary beinhaltet auch die Vermeidung von sexuellem Fehlverhalten. Für Yogis, die in einer Paarbeziehung leben, bedeutet dies die Treue untereinander.

1.5. Aparigraha – Nicht-Besitz-ergreifen

Das fünfte Yama bedeutet so viel wie „Hände weg“ oder „ergreife die Gelegenheit nicht“. „Parigraha“ heißt Gier oder Begehren nach Besitz. Bei dem fünften Yama geht es darum, Menschen nicht auszunutzen und nur das anzunehmen, was auch wirklich angemessen ist. Der Yogi sollte nicht besitzergreifend sein. Denn Besitz kann eine Last darstellen. Auch eine Zurückhaltung bei Belohnungen und Geschenken ist sinnvoll, da daraus Verpflichtungen entstehen können.

2. Niyama

Niyama, die zweite Stufe des Raja Yogas bzw. Ashtanga Yogas, stellt den Gegenpol zu Yama dar und umfasst eine Art Verhaltenskodex gegenüber Anderen. Wie die Yama werden auch die Niyama in fünf Unterpunkte gegliedert, sie gelten ebenso als geistige Regeln. Hierbei geht es um die Selbstreflexion, was so viel bedeutet wie die Selbstbeobachtung des eigenen Verhaltens.

2.1 Saucha – Reinheit

Saucha bedeutet „Reinheit", um eine Klarheit des Geistes zu erhalten. Saucha schließt auch Sattva ein und damit reine Nahrung, Sprache und Kleidung. Doch nicht nur die Kleider und unser Körper sollen gepflegt sein, auch unsere Gedanken und Gefühle sollen rein sein. Dies gilt auch für die Menschen, mit denen wir uns umgeben. Förderlich für die eigene Entwicklung sind demnach Menschen, die ebenso spirituellen Interessen nachgehen. Hierdurch kann der Yogi eine Klarheit im Geist erreichen.

2.2 Santosha – Zufriedenheit

Santosha bedeutet „Zufriedenheit" und der Glaube daran, dass das was geschieht, genau richtig ist. Zufriedenheit gilt als der größte Reichtum, den wir besitzen können. Inneren Reichtum können wir erlangen, wenn wir erkannt haben, dass aller Besitz der Welt uns nicht glücklich machen kann. Denn die Zufriedenheit entsteht im Inneren. Santosha bedeutet auch, sich selbst und den Anderen so zu akzeptieren, wie er ist.

2.3 Tapas – Selbstbeherrschung und Selbstdisziplin

Tapas wird mit „Hitze" oder „Intensität" übersetzt. Es bedeutet, dass alles was du tust, Energie und Enthusiasmus beinhalten soll. Tapas bedeutet aber auch, bewusst Dinge zu tun, die du nicht magst und auch weiterzumachen, wenn Schwierigkeiten auftreten. Auch bei Hindernissen und Widrigkeiten in unserem Leben sollen wir daher nicht aufgeben und trotzdem entschlossen weitergehen. Durch Ausdauer, Geduld und Selbstdisziplin können wir Erfolg erlangen.

2.4 Svadhyaya – Studium der heiligen Schriften

Svadhyaya bedeutet einerseits Selbststudium, aber auch Introspektion, um mehr über das eigene Handeln, Fühlen und Denken herauszufinden. Setze dich hierfür mit deinen eigenen Schwächen und Stärken auseinander.

Yogis sollen sich auch mit den überlieferten, yogaphilosophischen Schriften auseinandersetzen. Hierzu zählen die Upanishaden, das Yoga Sutra nach Patanjali und die Bhagavad Gita. Svadhyaya heißt ebenso, sich nach dem höchsten Selbst auszurichten.

2.5 Ishhvara Pranidhana – Hingabe zu Gott

Im fünften Niyama geht es um die Kultivierung einer Beziehung zu Gott. Ishhvara Pranidhana bedeutet auch Hingabe an Gott. Alles was du tust, soll Gott dienen. Man spricht hierbei auch von der Gottesverehrung. Denn Gott schützt alle, die ihm im Glauben ergeben sind. Es geht ebenso darum, Gott um Führung zu bitten und ihm alles darzubringen.

3. Asana – Körperübungen

Asana bedeutet Yoga-Haltung. Nach den Sutras Patanjali soll diese leicht und angenehm sein. Patanjali erwähnte nur eine einzige Asana, nämlich Padmasana, den Lotussitz. Laut den yogaphilosophischen Schriften gibt es jedoch um die 8.400.000 Yoga-Haltungen (Asanas). Davon gelten 84 als die besten Asanas. Diese dienen dazu, alle Bereiche des Körpers zu trainieren.

Es gibt verschiedene Arten von Asanas. Darunter zählen die stehenden und sitzenden Asanas, Vorwärtsbeugen und Drehhaltungen, Umkehrhaltungen und Rückbeugen, sowie die Asanas im Liegen.

4. Pranayama – Atemübungen

Pranayama, das vierte Glied im Raja Yoga, bezeichnet die unterschiedlichen Atemübungen. Das Wort setzt sich aus „Prana“ und „Ayama“ zusammen und bedeutet so viel wie „Lebensenergie“ und „Kontrolle über die Lebensenergie“. Mit einfachen Atemübungen kann der Yogi seine Lebensenergie, sein Denken und seinen Geist beeinflussen. Denn durch die Kontrolle über unseren eigenen Atem und den Körper erlangen wir auch Kontrolle über unseren Geist. Gemeint sind hierbei die Regulierung und Vertiefung des Atems durch Achtsamkeit.

Bereits in den Sutren des Patanjali sah man die bewusste Atemkontrolle als essenziell an. In der heutigen Zeit kombiniert man meist die körperlichen Yoga-Übungen (Asanas) mit den Atemübungen.

Alle Formen des Pranayama basieren auf drei Grundprinzipien

- Einatmung (Puruka)
- Ausatmung (Rechaka)
- Aussetzen der Atmung (Kumbhaka)

Durch Pranayama können Yoga- Praktizierende mehr Vitalität erlangen, die Gesundheit im Allgemeinen verbessern sowie mehr Energie und Wohlgefühl erfahren. Für die Atemübungen (Pranayama), gibt es verschiedene Sitzhaltungen. Empfohlen werden insbesondere neun Haltungen: Ardha Padmasana, Ardha Siddhasana, Asandasana, Kamalasana, Muktasana, Padmasana, Salamba Sukhasana, Siddhasana, Sukhasana, Virasana und Vajrasana. Diese Sitzhaltungen werden im Übrigen auch für die Meditation empfohlen.

5. Pratyahara – Zurückziehen der Sinne

Beherrscht der Yogi Pratyahara, kann er seine Sinne ganz unabhängig von äußeren Gegebenheiten und Objekten zurückziehen. Der Yoga-Praktizierende ist demnach in der Lage, seinen Geist und seine Sinne nach Belieben nach Innen oder Außen zu wenden.

6. Dharana – Konzentration

Bei Dharana richtet der Yogi seine Gefühle und Gedanken auf ein einziges Objekt. Normalerweise schweifen die Gedanken nach wenigen Minuten ab. Die Fähigkeit, sich zu jeder Zeit und an jedem Ort auf einen Gedanken oder ein Objekt zu konzentrieren, bedarf daher Übung und Ausdauer.

Der Yoga-Praktizierende konzentriert sich bei Dharana voll auf seinen Atem, eine Kerzenflamme oder ein Mantra.

7. Dhyana – Meditation

Nach der Konzentration folgt die Meditation, oder auch die ungestörte Konzentration. Es geht um reines Bewusstsein und Klarheit. Dhyana bedeutet Meditation, aber auch Nachsinnen, Andacht und Betrachtung.

Die Meditation bezeichnet einen Geisteszustand, bei dem der Gedankenfluss geregelt ist. Hierbei ist der Geist so beruhigt, dass er keine Gedanken mehr produziert. Die regelmäßige Meditation kann helfen, mehr in der Gegenwart zu leben. Dafür bedarf es an Ausdauer und Disziplin.

8. Samadhi – Vollkommene Verwirklichung

Samadhi bedeutet das Einssein mit Gott, es ist das letzte Glied des Yogapfades. „Sama" bedeutet Ruhe, damit ist die Ruhe des Geistes gemeint. Auf der letzten Stufe erwartet den Yogi innere Freiheit und Erleuchtung.

Laut Patanjali ist Samadhi ein Zustand der Ekstase. Es entsteht eine tiefe Verbundenheit mit allen Lebewesen und dem Göttlichen.

Die neun Sitzhaltungen für Pranayama und Meditation

Es gibt neun Sitzhaltungen, die die Yogis bei den Atemübungen (Pranayama) und der Meditation einnehmen können.

Für manche Yogis kann das lange Sitzen zu einer wahren Herausforderung werden, doch mit Geduld und Ausdauer ist es mit der Zeit möglich, dies in positive Energie umzuwandeln.

Es gibt nicht nur den bekannten Lotussitz, sondern auch zahlreiche andere Sitzhaltungen, die für die Meditation und die Atemübungen angewendet werden können.

Die passende Sitzposition sollte bequem sowie gleichzeitig fest und stabil sein. Bei den Sitzhaltungen ist der Nacken lang und die Schultern, Augen und Kiefergelenke können entspannen. Hauptsächlich werden im Yoga diese fünf Haltungen eingenommen: Sukhasana, Siddhasana, Ardha Padmasana, Padmasana und Vajrasana.

Insgesamt gelten die folgenden neun Positionen als gut geeignet für Atemübungen und Meditation:

ARDHA PADMASANA – HALBLOTUS

Der „halbe Lotussitz“ ist eine leichtere Variante des Lotussitzes (Virasana, Ardhasana). Für diese Sitzhaltung wird eine Ferse so nah wie möglich an den Damm gebracht. Der andere Fuß liegt auf dem gegenüberliegenden Oberschenkel in der Nähe der Leiste. Beide Knie sollten dabei möglichst auf dem Boden bleiben. Die Hände liegen währenddessen entspannt auf den Knien.

Am Anfang kannst du auch eine Sitzunterlage verwenden und mit der Zeit die Sitzhöhe reduzieren. Du kannst auch von Zeit zu Zeit die Seiten wechseln.

ARDHA SIDDHASANA

Bei dieser Sitzhaltung liegt eine Ferse unter dem Kandu-Punkt, die andere Ferse liegt am Schambein an. Auch hier gibt es wieder vereinfachte Varianten, du kannst dir dazu auch ein Kissen zu Hilfe nehmen.

ASANDASANA

Das Wort dieser Sitzhaltung setzt sich aus Asana wie „Stellung“ und Asanada wie „Stuhl“ zusammen. Asandasana bedeutet also die Sitzhaltung auf dem Stuhl. Diese Haltung eignet sich insbesondere für Yoga-Praktizierende, die nicht in einer knieenden oder kreuzbeinigen Haltung sitzen können.

Hierfür kannst du dich möglichst weit vorne auf den Stuhl setzen. Stelle nun die Füße parallel und etwas auseinander. Wenn möglich, sollten Oberkörper und Oberschenkel, Oberschenkel und Unterschenkel sowie die Füße und Unterschenkel einen rechten Winkel bilden.

KAMALASANA – LOTUSBLÜTE

Kamalasana ist der Lotussitz, für diese Haltung gibt es mehrere Namen im Sanskrit. Kamalasana gilt auch als eine andere Bezeichnung von Padmasana. Hierbei wird ein Fuß auf den Oberschenkel gegeben, der andere Fuß auf den anderen Oberschenkel.

MUKTASANA – DIE BEFREITE STELLUNG

Muktasana ist gleichzeitig auch eine Asana im Hatha Yoga und eine abgewandelte Version von Siddhasana.

Hierbei liegen beide Fersen unterhalb des Glieds, dieses bleibt frei. In den westlichen Ländern zählt diese Sitzhaltung zu den beliebtesten für die Meditation.

PADMASANA – LOTUS (WIE KAMALASANA)

Der Lotussitz ist eine der bekanntesten Yoga Asanas und Sitzhaltungen für die Meditation. Diese Sitzhaltung trägt mehrere Namen, unter anderem auch Kamalasana.

Bei Padmasana (Kamalasana) gibt es verschiedene Abwandelungen und vereinfachte Haltungen. Bei der Ausführung des klassischen Lotussitzes liegt der eine Fuß auf dem gegenüberliegenden Oberschenkel und der andere Fuß auf dem anderen Oberschenkel. Die Wirbelsäule ist dabei aufgerichtet.

SALAMBA SUKHASANA – DER UNTERSTÜTZTE SCHNEIDERSITZ

Salamba Sukhasana beschreibt die kreuzbeinige Sitzhaltung mit Unterstützung. Auch bei dieser Sitzhaltung gibt es wieder verschiedene Varianten. Die Sitzhaltung kann mit einer Decke oder einem Tuch, sowie mit drei Kissen ausgeführt werden.

SIDDHASANA – VOLLKOMMENER SITZ

Diese Sitzhaltung gilt als eine der bekanntesten Haltungen im Yoga. Das Wort setzt sich aus Siddha wie „der Vollkommene“ und Asana wie „Stellung“ zusammen.

Eine Ferse liegt hierbei auf dem Perineum. Die andere Ferse drückt gegen das gegenüberliegende Schambein.

SUKHASANA – BEQUEMER SITZ

Sukha bedeutet auf Deutsch „Freude" und „angenehm". Sukhasana ist also die angenehme Stellung. Diese gilt als eine ideale Meditationshaltung. Die Haltung ist leichter auszuführen als der Lotussitz. Hierbei werden die Beine gekreuzt und die Knie leicht hochgehalten.

VIRASANA – HELDEN-STELLUNG

Vira bedeutet „Krieger" oder „Held" und Virasana ist die „Helden-Stellung". Auch hierfür gibt es wieder mindestens zwei Varianten.

Hierbei wird sich mit den Knien zusammen hingekniet und die Füße voneinander getrennt, so dass das Gesäß auf dem Boden ruhen kann. Anfänger können auch einen Fuß auf den anderen geben und sich daraufsetzen. Diese Pose ist eine der wenigen, die die direkt nach dem Essen ausgeführt werden kann.

VAJRASANA – DIAMANTSITZ

Vajrasana wird auch der „Fersensitz" oder „Diamantensitz" genannt. Diese Sitzhaltung regt die Verdauung an und harmonisiert Körper und Geist.

Bei Vajrasana wird der Kniestand eingenommen, dabei sind die Beine geschlossen und die großen Zehen berühren sich. Nun kannst du deinen Oberkörper leicht nach vorne beugen und dich dann zwischen deine Fersen setzen. Richte dich anschließend auf und lege deine Hände auf den Oberschenkeln ab.

Mahakumbhaka – die acht Pranayamas (Atemübungen)

Neben den Asanas sind im Yoga auch die Atemübungen von sehr großer Bedeutung. Kumbhaka bedeutet „Atemverhalten".

Mahakumbhaka stellen die acht großen Atemübungen dar. Diese eignen sich vor allem für fortgeschritten Yogis, denn für Ungeübte können sich bei den anspruchsvollen Techniken ungewünschte Nebenwirkungen ergeben. Yoga-Anfänger müssen auf die Übungen jedoch nicht verzichten, sie können mit vereinfachten und abgewandelten Varianten beginnen.

BHRAMARI – BIENE

Bei dieser Atemübung erfolgt die Einatmung mit dem Schnarchton, die Ausatmung mit dem Summton.

Diese Übung dient der Entwicklung der Stimme und der Stimulierung der Chakren. Ebenso kannst du dadurch deine Atembeherrschung verbessern. Halte dabei nach dem Ein- und Ausatmen kurz die Luft an.

Eine leicht abgewandelte Variation von Bhramari ist, dass du während der Ausführung der Übung die Ohrknöpfe schließt, um beim Luftanhalten dem eigenen Klang zu lauschen.

Zusätzlich kannst du sogenannte „Bandhas“ setzen. Bandhas sind spezielle Körperverschlüsse, sie sollen die Energie im Körper halten und regulieren. Bhandas werden durch Muskelkontraktionen „gesetzt“. Nach längerer Übungspraxis können sie zunehmend präziser gesteuert werden.

Es gibt insgesamt vier Bhandas: Mula Bandha, auch Wurzelverschluss genannt; Uddiyana (Bauchkontraktion), Jalandhara Bandha (Halsverschluss) und Maha Bandha. Bei letzterem werden alle drei Bhandas zusammengeführt. Die Bandhas eignen sich vor allem für geübte Yogis.

SHITALI, SITKARI

Bei dem zweiten und dritten Mahakumbhaka wird die Zunge gerollt und gegen den Zahnansatz gedrückt. Anschließend wird über die Zunge mit einem Zischlaut eingeatmet. Die Ausatmung erfolgt über die Nase.

Diese Übung hilft, den Appetit zu reduzieren, den Geist zu beruhigen, und trägt zur Harmonisierung der Energien bei.

UJJAYI

Ujjayi bedeutet „siegreicher Atem“.
Gehe für diese Übung in eine aufrechte Sitzposition. Deine Haltung soll stabil und bequem zugleich sein. Schließe nun deine Augen. Dein Gesicht darf bei der gesamten Übung entspannt sein.
Atme nun langsam durch die Nase ein und durch den Mund mit einem lauten „Haaaa“ wieder aus. Beim nächsten Ausatmen halte deinen Mund geschlossen und erzeuge wieder einen „Haaa“-Ton. Lass beim nächsten Einatmen deinen Mund ebenso geschlossen und erzeuge wieder den Ton.

Durch diese Atemübung kannst du dein Lungenvolumen erhöhen, deinen Geist beruhigen und das Muladhara Chakra stimulieren.

SURYA BHEDA, SURYA BHEDANA – DIE SONNENATMUNG

Surya Bheda bedeutet „Sonnenatem“.
Diese Übung stärkt die Sonnenenergie und bewirkt Heilung. Atme hierfür durch das rechte Nasenloch ein, halte kurz deinen Atem an und atme danach doppelt so lange durch das linke Nasenloch aus. Die Übung regt die Verdauung an und hilft, die Nerven zu stärken.

BHASTRIKA – BLASEBALG

Für diese Übung gibt es mehrere Versionen. Die einfachste Variante ist die feste Einatmung in den Bauch und das anschließende entspannte Ausatmen. Dies soll etwa 12 – 16 Mal erfolgen, die Ein- und Ausatmung soll dabei gleichlang sein.

Fortgeschrittene Yogis können nach der letzten Ausatmung zusätzlich noch durch das linke Nasenloch und anschließend durch das rechte Nasenloch ausatmen. Bhastrika wirkt besonders stark energetisierend.

MURCCHA

Murccha bedeutet übersetzt „Verzückung“ oder „große Freude“.
Auch für diese Pranyama gibt es wieder mehrere Varianten.
Atme für die erste Variante ein, führe danach alle drei Bhandas aus und halte die Luft so lange wie möglich an. Atme anschließend wieder aus. Die zweite Variante erfolgt genau entgegengesetzt - beginnend mit der Ausatmung, anschließend folgen die drei Bhandas und dann die Einatmung.

Eine weitere Möglichkeit beginnt mit dem Einatmen. Führe anschließend das Mula Bandha und das Uddhiyana Bandha aus. Gebe dann deine Lendenwirbelsäule nach vorne und den Kopf und die Zunge nach hinten.

PLAVINI

Plavini bedeutet „schweben“ oder „verbreiten“.
Diese Atemtechnik wird eher selten angewendet. Bei dieser Übung geht es um das kraftvolle Setzen des Mula Bandhas und des Jalandhara Bhandas. Anschließend soll eine Atempause erfolgen und der Bauch mit Luft gefüllt werden.

Die Hauptasanas im Yoga

Das Wort „Asana" wird zwar meist mit Körperübungen gleichgesetzt, es handelt sich jedoch eher um Stellungen. Der Yoga-Praktizierende führt die Asanas langsam, meditativ und mit einer tiefen Bauchatmung aus.

Ursprünglich gab es im indischen Yoga nur ein Asana: den aufrechten Sitz mit gekreuzten Beinen.

Unter den Asanas werden 84 Hauptübungen aufgelistet, und natürlich ist es nicht zwingend erforderlich, alle Asanas zu beherrschen. Ebenso gilt nicht jede Asana für jeden Yogi als wohltuend, denn dafür sind unsere Körper in der Anatomie zu verschieden.
Die „Gherandasamhita" gilt als eine der wichtigsten Schriften über das Hatha Yoga, hier werden 32 Asanas beschrieben, die für sterbliche Wesen als erfolgsversprechend gelten.

Es gibt immer mehrere Möglichkeiten, die Körperübungen auszuführen; so gibt es für ältere Menschen oder Yoga-Praktizierende mit körperlichen Einschränkungen unter anderem auch vereinfachte und abgewandelte Varianten. Somit kann jeder, der sich für Yoga interessiert, verschiedene Asanas praktizieren. Wichtig ist hierbei nur, dass die Übungen achtsam und bewusst durchgeführt werden.

BHADRASANA – DER SCHMETTERLING

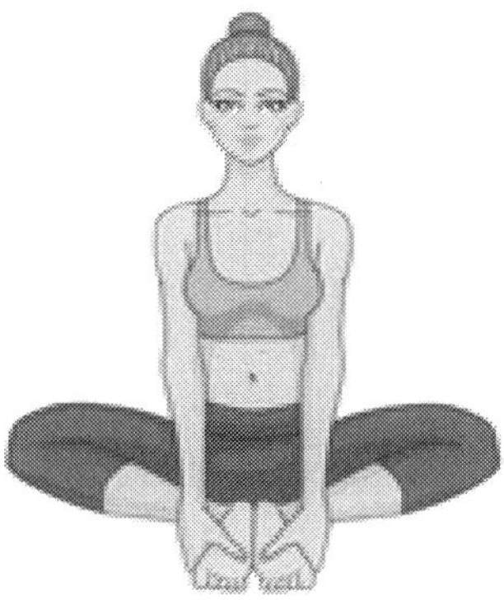

Diese Sitzhaltung kennen die meisten Menschen als „Schneidersitz“ oder „Türkensitz“.

Der Schmetterling bewirkt ein Gefühl von Leichtigkeit und Lebensfreude. Diese Übung gilt auch als eine gute Vorbereitung für den Lotussitz.

Für die Ausführung von Bhadrasana gebe zuerst deine Fußsohlen zusammen. Die Hände umfassen dabei die Füße. Zur Aufwärmung kannst du auch mehrfach deine Knie nach oben und unten führen. Lege anschließend deine Hände auf den Knien ab und drücke letztere sanft nach unten, bis diese auf dem Boden liegen. Am Anfang ist es oft hilfreich, sich an einer Wand anzulehnen.

Bhadrasana lässt die Hüften flexibler werden und Blockaden können sich sanft lösen. Es hilft zudem, die Gedanken zu beruhigen und ganz im Moment anzukommen.

BHUJANGASANA – DIE KOBRA

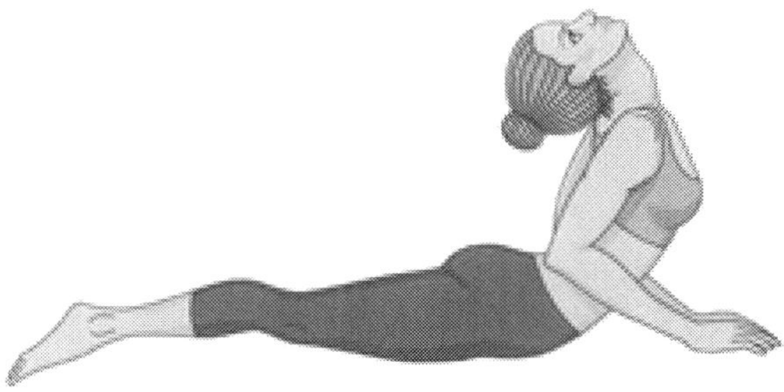

Bhujangasana ist auch bekannt als die „Kobrahaltung".
Beginne für diese Übung in der Bauchlage. Schließe nun die Beine und drücke dich mit deinen Fußsohlen leicht vom Boden ab. Lege anschließend deine Hände unter deine Schultern, dabei zeigen die Fingerspitzen nach vorne. Hebe nun den Oberkörper an und ziehe die Schulterblätter nach unten. Die Arme liegen hierbei ganz dicht am Körper.

Diese Asana hilft, den Rücken zu stärken und öffnet gleichzeitig das Herz. Ebenso gilt sie als besonders aktivierend und schenkt dir ein Gefühl von Offenheit und Freiheit.

DHANURASANA – DER BOGEN

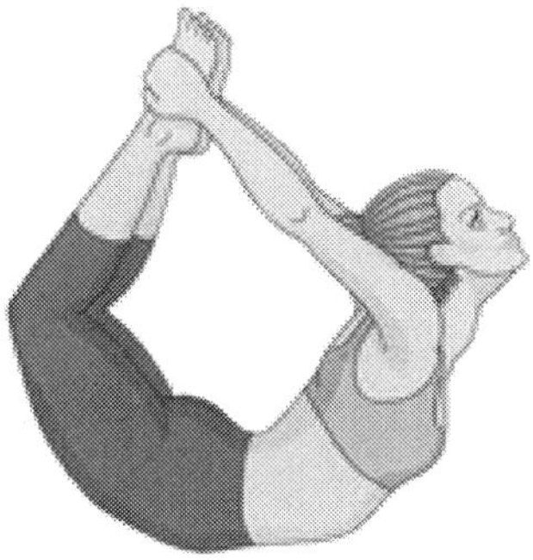

Dhanurasana bezeichnet man auch als „der Bogen“.

Diese Übung wird in Bauchlage ausgeführt. Umgreife dabei mit deinen Händen beide Fußgelenke. Biege anschließend deinen Brustkorb nach oben und strecke deine Wirbelsäule sanft. Anfänger können für diese Übung einen Yoga-Gurt verwenden.

Diese Asana gilt als besonders öffnend und stark befreiend. Die Rückenmuskulatur und die Schultern werden gestärkt und der Yogi kann durch Dhanurasana an Selbstvertrauen gewinnen.

GARUDASANA – DER ADLER

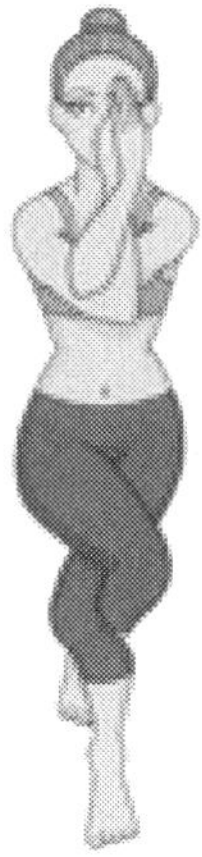

Garudasana, der Adler, gilt als eine der einfacheren Gleichgewichtsübungen. Mit dieser Übung kannst du Gleichgewicht und Stärke trainieren. „Der Adler" zählt auch zu den 84 Hauptasanas, er steht für Ausgewogenheit des Geistes und Zentrierung in sich selbst.

Für die Ausführung der Asana verlagere dein Körpergewicht auf den linken Fuß. Beuge anschließend dein linkes Knie leicht an und winde das rechte Bein um das linke. Wenn du nun sicher stehst, gehe noch mehr in die Hocke und bringe die Ellenbogen in Höhe der Schultern, bis du eine Dehnung in den Schulterblättern bemerkst.

Diese Übung bewirkt mehr Flexibilität in der Hüftgegend sowie im Schulterbereich und hilft den Nacken- und Schulterbereich zu entspannen. Energetisch wirkt diese Asana harmonisierend und stabilisierend, du kannst dadurch ein Gefühl der Losgelassenheit entwickeln. Nach dieser Übung kannst du weitere Gleichgewichts-Asanas trainieren oder in die Tiefenentspannung übergehen.

GOMUKHASANA – DAS KUHGESICHT

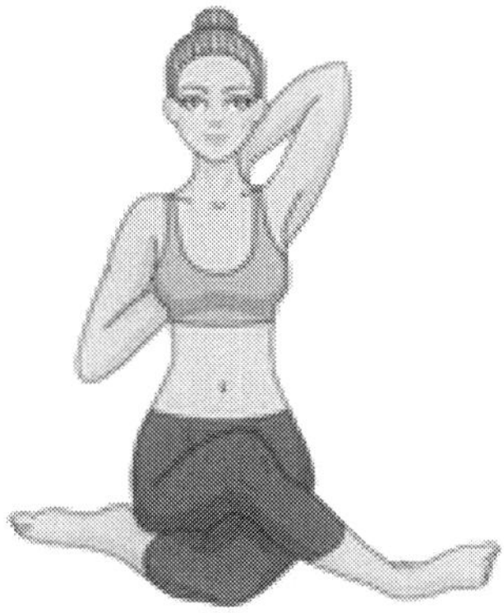

Diese Asana wird auch „Kuhgesicht“ genannt, da die Übung bei exakter Ausführung an ein solches erinnert. Diese Stellung kann auch für eine längere Zeit eingenommen werden. Sie eignet sich daher bei der Meditation und bei Atemübungen besonders gut.

Gehe für die Ausführung zunächst in den Vierfüßlerstand. Lege nun das rechte Bein über das linke. Anschließend lege die Füße weit auseinander und setze das Gesäß zwischen den Fersen ab. Wenn du nun stabil sitzt, kannst du deine Hände hinter dem Rücken zusammennehmen. Dafür greifst du mit dem rechten Arm über den Kopf und schiebst die linke Hand entlang der Wirbelsäule nach oben.

Diese Übung hilft den Rücken und die Schultermuskulatur zu kräftigen. Die Asana kann zudem unterstützen, um Schmerzen in der Hüfte zu lindern. Auch der Geist und die Gedanken können dabei zur Ruhe kommen.

GORAKSHASANA – DER KUHHIRTE

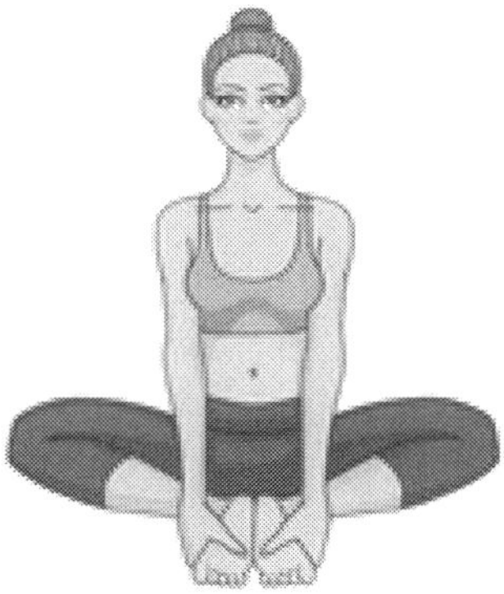

Diese Stellung wird auch als „Kuhhirtenstellung“ bezeichnet. Die Asana ist dem Lotussitz sehr ähnlich. Allerdings ist die Gorakshasana etwas leichter auszuführen als der Lotussitz, denn die Füße liegen dabei weiter auseinander.

Bringe hierbei deine Fußsohlen zusammen und ziehe deine Füße so weit wie möglich an deinen Körper. Setze dich nun auf deine Füße. Deine Hände kannst du dabei auf deinen Knien ablegen.

Gorakshasana stärkt deinen Rücken, deine Körperhaltung verbessert sich und deine sexuelle Energie wird aktiviert.

GUPTASANA – VERBERGENDE HALTUNG

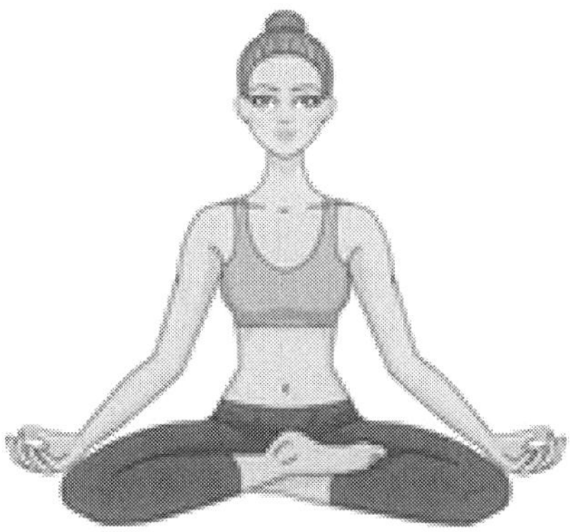

Guptasana nennt sich auch die „verbergende Haltung“. Hierbei handelt es sich um eine Abwandlung der Siddhasana.

Die Füße sind in sitzender Position unter den Oberschenkeln versteckt. Das Geschlechtsorgan verbirgt sich dabei hinter den Unterschenkeln.

KUKKUTASANA – DER HAHN

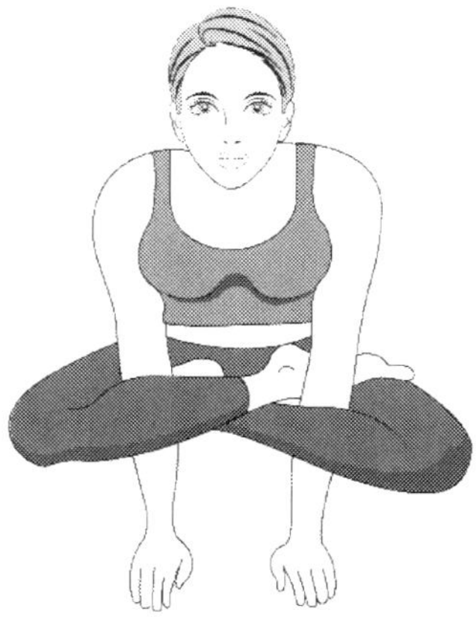

Diese Übung eignet sich besonders für fortgeschrittene Yogis. Nehme hierfür die Lotussitzhaltung ein und greife dann mit den Händen durch die Oberschenkel hindurch. Lege nun dein ganzes Körpergewicht auf deine Handflächen; statt den Handflächen kannst du auch die Fäuste nehmen.

Diese Übung stärkt deine Unterarmmuskeln, die Bauchmuskeln und den Trizeps. Zudem wird der Gleichgewichtssinn gefördert. Es sollen dadurch Zentrierung und Konzentration auf dich selbst entstehen, und auch die geistige Ausdauer unterstützt werden.

KURMASANA – DIE SCHILDKRÖTE

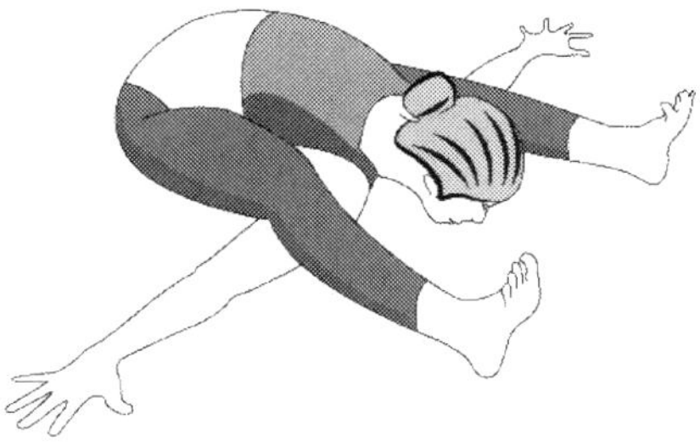

Die Schildkröte eignet sich für fortgeschrittene Yogis. Es handelt sich hierbei um eine fortgeschrittene Vorwärtsbeuge. Gehe dabei in die Hocke und stelle die Füße hüftbreit auseinander. Führe nun deine Arme unter deine Knie in Richtung des Gesäßes. Die Handrücken legst du auf dem Boden ab. Nun kannst du die Fersen aufstellen und dich langsam nach vorne sinken lassen. Versuche dabei die Beine auszustrecken und deinen Rücken in die Länge zu ziehen.

Die Übung wirkt sich besonders positiv auf die Bauchorgane aus und dehnt die Wadenmuskeln. Sie hilft zudem den Geist nach innen zu richten und eignet sich auch als gute Vorübung für die Meditation.

MAKARASANA – KROKODILSÜBUNGEN

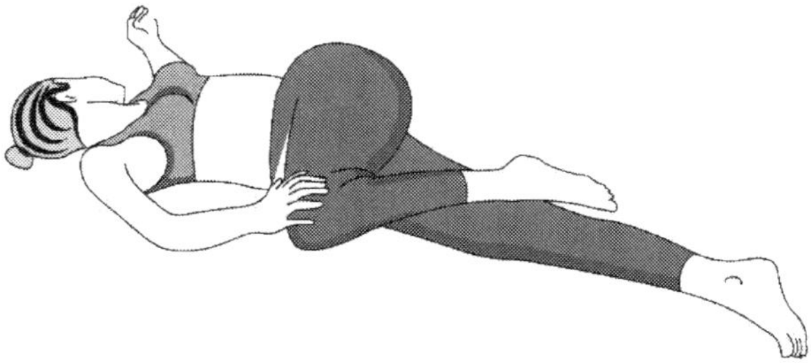

Makarasana umfasst mehrere Übungen in Rückenlage. Mit diesen Asanas kannst du deinen unteren Rücken entspannen und die dort blockierten Energien wieder fließen lassen.

Beginne in der Rückenlage mit gebeugten Knien. Die Handrücken liegen auf dem Boden. Nun kannst du in die Rückenrolle gehen; dafür musst du einfach nur die Knie beugen und mit deinen Händen deine Knie umfassen. Nun kannst du einige Male hin und her rollen.

Weitere Übungen, die du aus der Grundstellung heraus machen kannst, sind die Kniebeuge, Kreuzstreckung und diverse Drehübungen.

MANDUKASANA – DER FROSCH

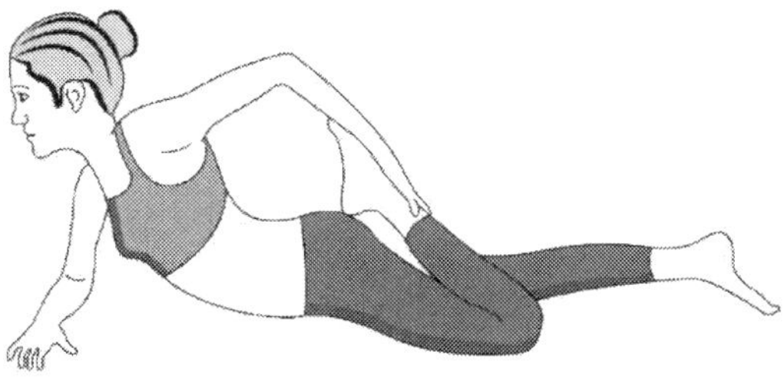

und

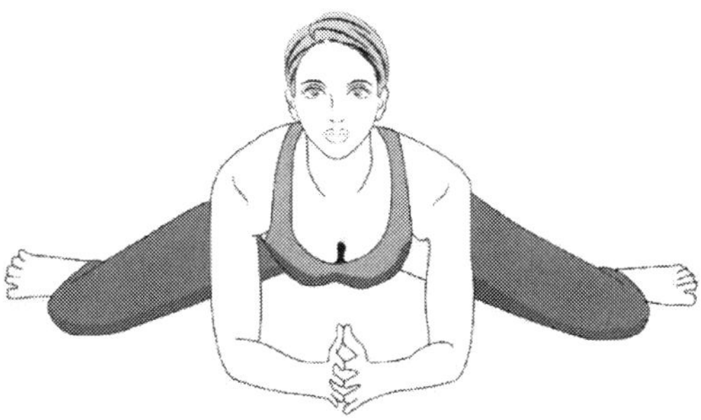

Für diese Asana gibt es zwei Varianten: die kniende und die liegende. Letztere wird auch als Bhekasana bezeichnet.

Lege dich für diese Übung in Bauchlage mit dem Gesicht nach unten. Beuge nun dein linkes Knie an und lege die linke Hand auf den linken Fuß. Hebe nun deinen Oberkörper an und nehme drei tiefe Atemzüge.

Mit dieser Übung kannst du deine Leiste und die Hüfte stärken. Sie hilft zudem bei Verdauungsbeschwerden und kann stimmungsharmonisierend wirken. Auch deine Atmung und Körperhaltung verbessern sich durch Mandukasana.

MATSYASANA – DER FISCH

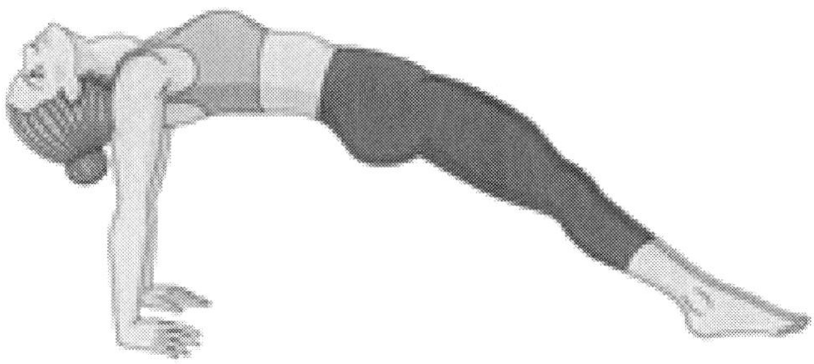

Matsyasana ist der Fisch. Diese Asana gilt als stark öffnend und befreiend, sie eignet sich insbesondere für Fortgeschrittene.

Für die Ausführung dieser Übung gibt es verschiedene Varianten. Beginne in Rückenlage und lege deine Hände mit den Handflächen nach unten auf die Matte. Dabei sollen sich die Daumen berühren und deine Arme so weit wie möglich unter deinem Körper strecken. Die Beine bleiben geschlossen. Lege dein Kinn auf deinem Brustbein ab und stemme dich nun in die Rückbeuge. Verlagere dabei dein Gewicht auf deine Unterarme.

Lasse bei der Ausatmung den Kopf leicht in den Nacken sinken. Lege den Kopf nun locker auf die Matte, ohne ihn zu beschweren. Atme tief und lege deinen Fokus auf die Ausdehnung deines Brustkorbes. Achte dabei darauf, dass du nicht zu sehr ins Hohlkreuz fällst.

Diese Übung wirkt positiv auf die Schilddrüse und entspannt die Schulter- und Rückenmuskulatur. Emotionale Spannungen können sich hierbei lösen, denn die Asana lindert die Angst vor Ablehnung. Der Fisch stimuliert zudem das Halschakra und das Herzchakra.

MATSYENDRASANA – DREHSITZSTELLUNG

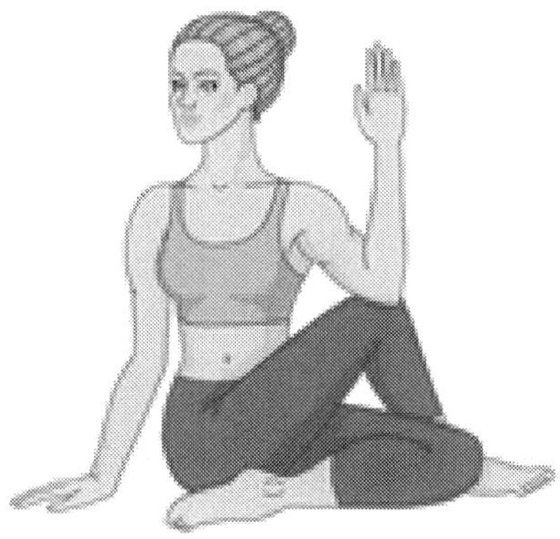

Matsyendra gilt als der große Begründer des Hatha Yoga Systems. Diese Yogahaltung ist eine Drehsitzstellung, hierbei gibt es den halben Drehsitz (Ardha Matsyendrasana) und den vollen Drehsitz (Purna Matsyendrasana).

Die Ausgangslage für die Übung ist der Fersensitz. Setze dich nun links neben die Ferse und gebe deinen rechten Fuß auf der linken Seite neben das Knie. Die rechte Hand liegt hinter dem Rücken auf dem Boden. Jetzt kannst du tief atmen.

Diese Übung stärkt die Wirbelsäule, wirkt beruhigend und harmonisierend. Die Drehsitzstellung gilt auch als besonders energetisch belebend, sie aktiviert dabei das Sonnengeflecht.

MAYURASANA – DER PFAU

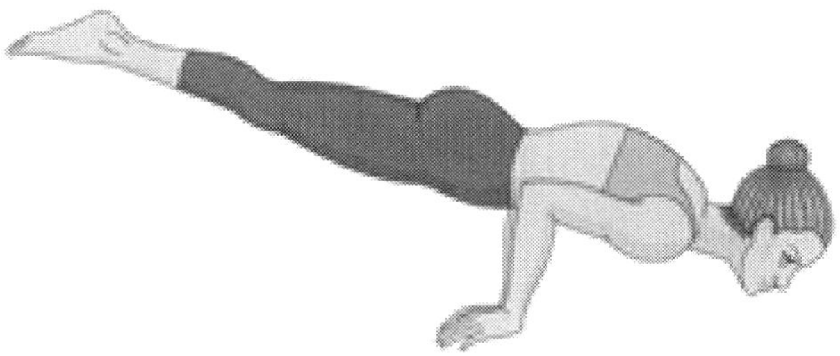

Diese Stellung nennt sich auch die „Pfauenstellung“. Hier sind Gleichgewicht, Konzentration und Kraft gefragt.

Beginne im Fersensitz und führe die Knie auseinander. Stütze dich nun zwischen deinen beiden Knien ab. Die Fingerspitzen zeigen dabei in deine Richtung. Verlagere dein Gewicht immer mehr auf deine Arme und neige deinen Oberkörper nach vorne. Die Stirn berührt den Boden und die Beine strecken sich nach hinten.

Die Stellung gilt als die wirkungsvollste für die Verdauungsorgane. Der Pfau gilt als besonders aktivierend und hilft Selbstbewusstsein, Mut und Konzentration zu entwickeln.

MRITASANA – DIE TODESSTELLUNG

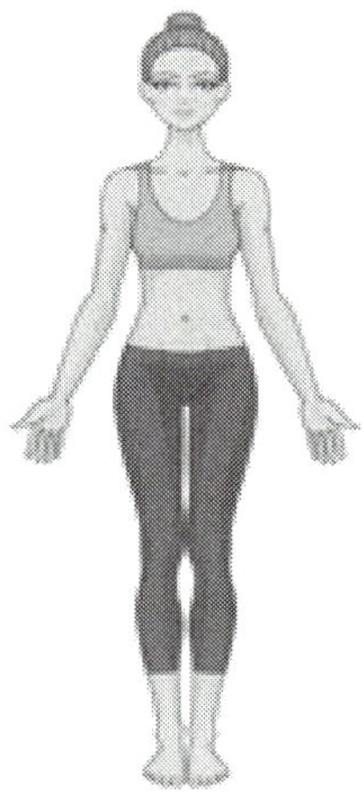

Mritasana ist ein anderer Name für Savasana. Man nennt diese Übung auch die „Todesstellung“. Sie wird meist am Ende einer Yogastunde eingenommen und gilt auch als die Übung mit dem geringsten Schwierigkeitsgrad.

Mritasana wird entspannt in der Rückenlage ausgeführt. Lege dich dafür bequem auf deinen Rücken und lasse die Füße locker zur Seite fallen. Deine Handflächen liegen entspannt auf dem Boden. Atme langsam ein und aus und spüre dabei, wie dein Körper sich entspannt. Häufig wird Mritasana auch zu Beginn und am Ende der Yogastunde eingenommen, um Stress abzubauen und positive Energien freizusetzen.

MUKTASANA – DER BEQUEME SITZ

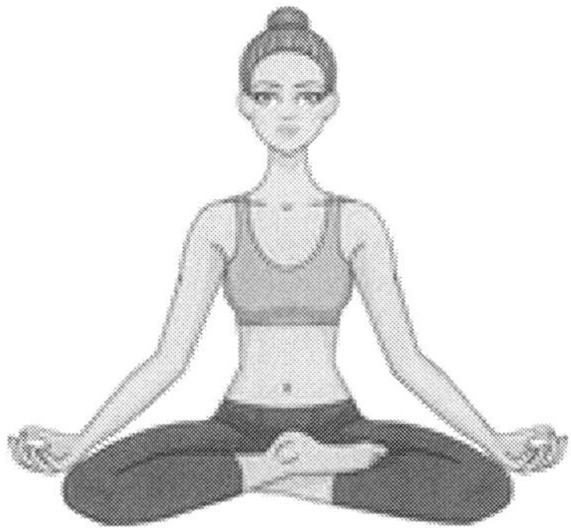

Muktasana ist ein besonders sanfter Yogasitz und nennt sich auch die „befreite Stellung“.
Bei dieser Asana liegen beide Beine voreinander.

In den westlichen Ländern ist dies die beliebteste Meditationsposition. Bei dieser Haltung kannst du entspannen, wahrnehmen, meditieren und einige Minuten verweilen. Der bequeme Sitz gilt als stressmindernd und angstlösend. Das Wurzelchakra wird dabei aktiviert.

PASCHIMOTTANASANA

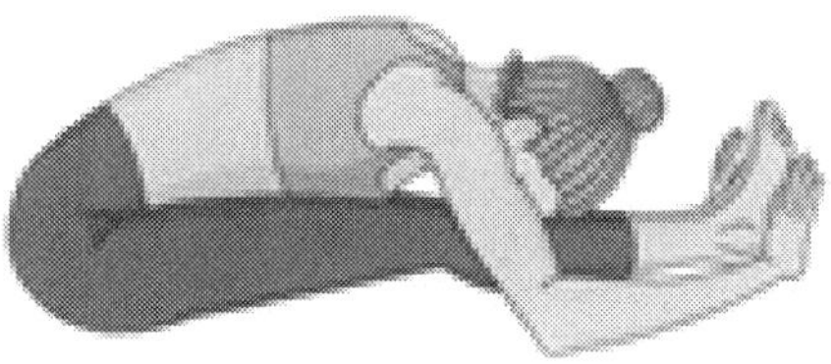

Die Yogahaltung wird auch „einfache Vorwärtsbeuge im Sitzen“ genannt.

Setze dich hierfür aufrecht hin und strecke deine Beine aus. Dehne nun deinen Oberkörper nach vorne und umfasse mit beiden Händen deine Füße.

Die Haltung regt die Abwehrkräfte und die Verdauung an, sie kann daher auch sehr gut bei drohender Erkältung angewendet werden. Zudem fördert sie die Entwicklung von Hingabe, Demut und Gelassenheit.

PADMASANA – LOTUS

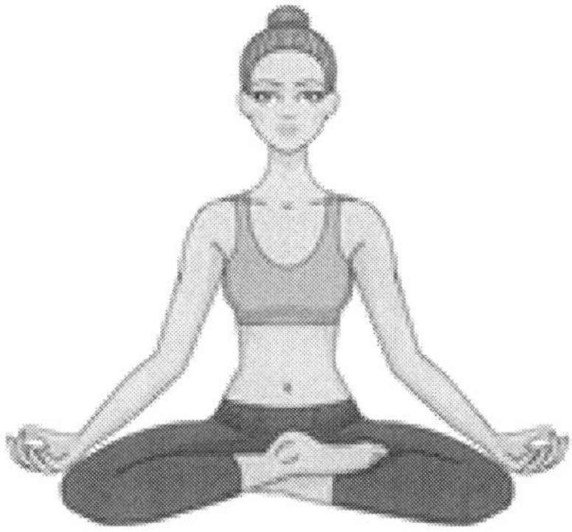

Padmasana wird auch „Lotussitz“ genannt. Neben dem Kopfstand gilt die Sitzhaltung als klassische Yoga-Asana.

Hierbei sitzt der Yogi im Schneidersitz und gibt dann den linken Fuß auf den rechten Unterschenkel und den rechten Fuß auf den linken Unterschenkel. Die Füße ruhen nun auf beiden Oberschenkeln. Die Wirbelsäule ist dabei aufgerichtet und selbst nach langem Sitzen treten keine Rückenbeschwerden auf.

Wenn du diese Übung noch nicht ausführen kannst, können die Vorübungen wie der „Schmetterling“ (Bhadrasana) helfen. Denn dadurch wird die Hüfte flexibler und mit beständiger Übung kannst du später den Lotussitz erreichen.

Der Lotus wirkt sich beruhigend auf das Gehirn aus, stärkt die Aufmerksamkeit und dehnt Knöchel und Knie. Außerdem verhilft Padmasana zu einer besseren Körperhaltung.

SAMKATASANA

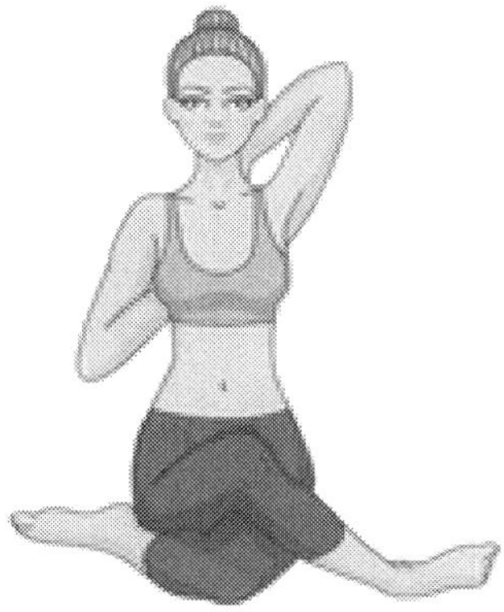

Für die Ausführung von Samkatsana sitzt du auf der linken Ferse, dein linkes Schienbein liegt auf dem Boden.

Lege nun das rechte Bein um das linke Bein herum. Die Hände kannst du auf deinen Knien ablegen oder hinter dem Körper zusammenführen.

SHALABHASANA – DIE HEUSCHRECKE, EIDECHSE

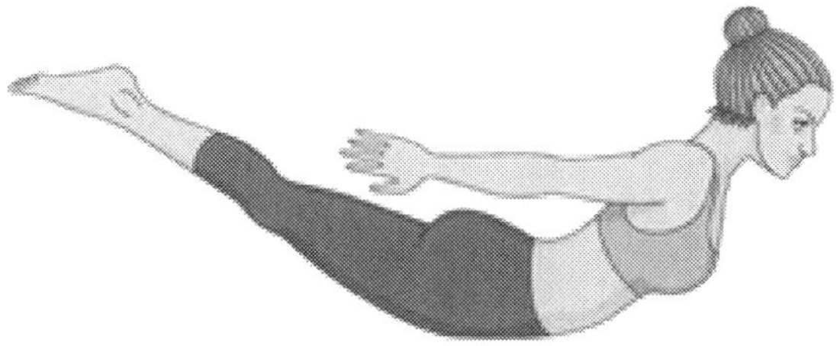

Die Heuschrecken- oder Eidechsen-Stellung wird im Liegen ausgeführt. Der Name dieser Übung geht auf den ehrwürdigen Weisen Shalabhasana zurück.

Beginne diese Asana in Bauchlage, lege deine Handflächen dabei neben deiner Brust auf dem Boden ab. Hebe nun beide Beine etwa 20 Zentimeter an.

Bei dieser Asana wird der Darm angeregt; sie wirkt stark aktivierend. Die Übung hilft dir zudem bei der Entwicklung von Willenskraft und Durchsetzungsvermögen.

SIDDHASANA

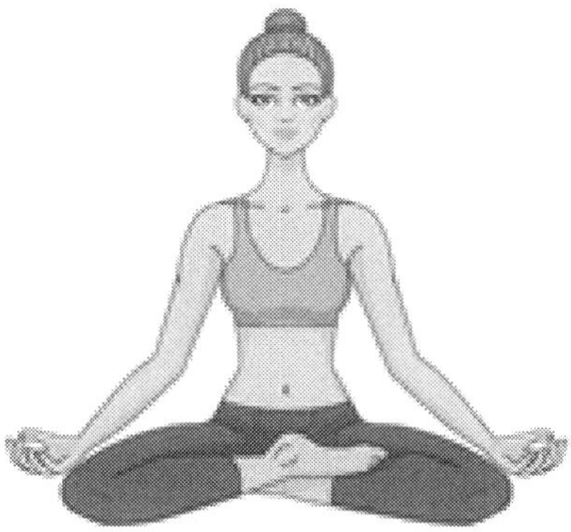

Siddhasana wird auch als die „vollkommene Stellung“ bezeichnet.

Hierbei liegt zunächst der linke Fuß unten, die linke Ferse drückt auf das Perineum. Die Sohle des linken Fußes liegt dabei am Oberschenkel des rechten Beines. Hebe nun deinen rechten Fuß über den linken Fußknöchel. Die rechte Ferse soll jetzt gegen das linke Schambein drücken.

Diese Übung fördert die Durchblutung des Beckenbereichs und des unteren Bauchraumes. Die Asana hilft dem Körper bei der Entspannung und sollte ständig geübt werden. Mit dieser Haltung können ideal Atemübungen oder Meditationstechniken kombiniert werden.

SIMHASANA – DER LÖWE

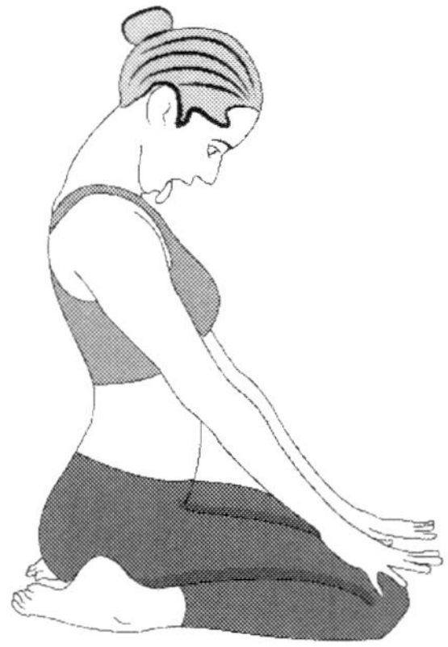

Simhasana, der „Löwe", gilt als Asana für emotionales Gleichgewicht und soll emotionale Anspannung lösen.

Setze dich hierfür im Fersensitz und lege deine Hände auf den Oberschenkeln ab. Strecke nun die Finger aus, öffne deinen Mund und strecke die Zunge heraus. Beim Ausatmen brülle wie ein Löwe.

Simhasana hilft das Gesicht zu entspannen und beugt Falten vor. Die Asana wirkt zudem befreiend und hilft bei der Entwicklung von Mut. Auch deine Stimme und das Ausdrucksvermögen kannst du mit dieser Übung stärken.

SVASTIKASANA – DER ANGENEHME SITZ

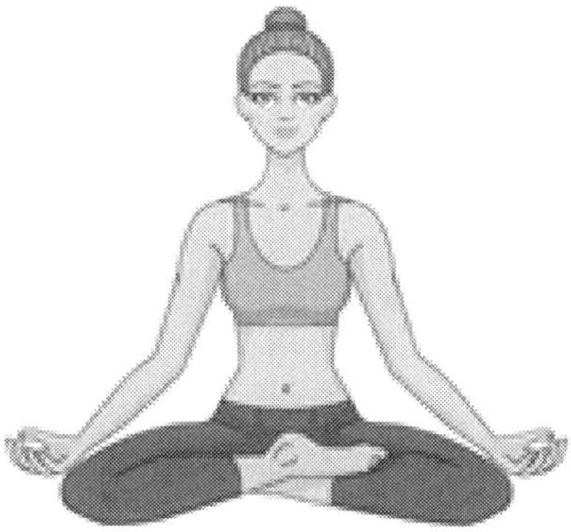

Svastikana nennt man auch die Asana des „Wohlwollens“, oder die „Stellung des Wohlergehens und Glücks“. Die angenehme Sitzhaltung eignet sich insbesondere für die Meditation sehr gut.

Svastikasana ist ähnlich wie Padmasana, dem Lotussitz. Die Hände nehmen dabei dieselbe Haltung wie bei Padmasana ein. Gebe dabei beide Füße auf die gegenüberliegende Seite zwischen Oberschenkel und Wade.

UTKATASANA – DER STUHL

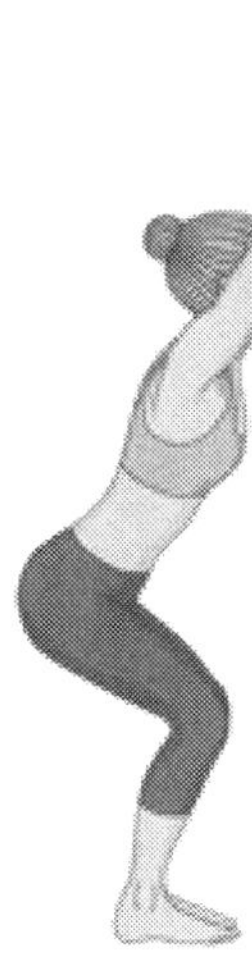

Diese Übung wird auch der „Stuhl“ genannt.

Die Asana erfolgt im Stehen. Gehe hierfür in die Hocke, halte dabei deinen Rücken gerade. Strecke beide Hände nach oben und gebe die Handflächen aneinander. Richte nun deinen Blick auf deine Hände. Die Knie sind angewinkelt, aber nicht verkrampft, auch die Atmung bleibt entspannt.

Utkatasana festigt die Muskulatur der Oberschenkel und stärkt die Körperhaltung.

USHTRASANA – DAS KAMEL

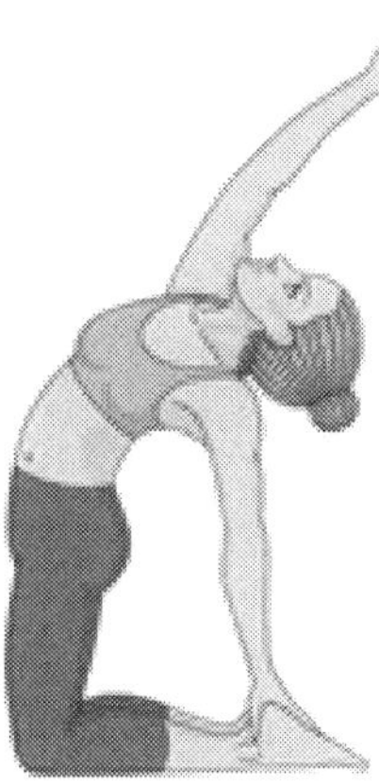

Ushtrasana (oder Ustrasana) ist dem Chakrasana sehr ähnlich.

Die Asana beginnt im Kniestand. Dabei legst du deine Hände in den Bereich des unteren Rückens. Die Oberschenkel sollen möglichst im rechten Winkel zu den Unterschenkeln sein. Strecke nun deine Arme und lege erst den einen und dann den anderen Arm zu den Fersen. Spanne hierbei Gesäß und Oberschenkel an. Je nachdem wie weit du kommst, kannst du deine Hände auf den Fußsohlen oder deinen Waden ablegen.

Die Übung bewirkt vor allem eine starke Dehnung des Brustkorbes. Diese Asana wirkt herzöffnend und aktivierend, auch dein Geist kann sich dabei öffnen.

UTTHITA KURMASANA – DIE STEHENDE SCHILDKRÖTE

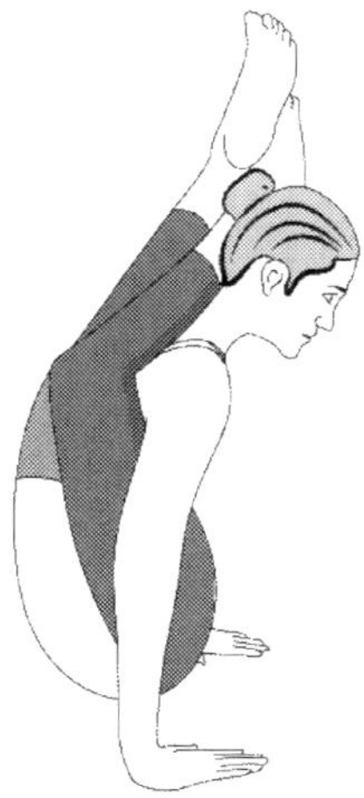

Diese Stellung wird im Hatha Yoga auch als „Uttanakurmaka“ bezeichnet.

Nehme für diese Übung zuerst die Kukkutasana (Hahnenstellung) ein. Die gestreckten Arme greifen durch den Lotussitz und die Hände umfassen den Nacken. Der Oberkörper und die Oberschenkel befinden sich dabei senkrecht zum Boden.

Diese Übung ist sehr anspruchsvoll und erfordert Geduld sowie Balance.

UTTANA MANDUKASANA – DER AUSGESTRECKTE FROSCH

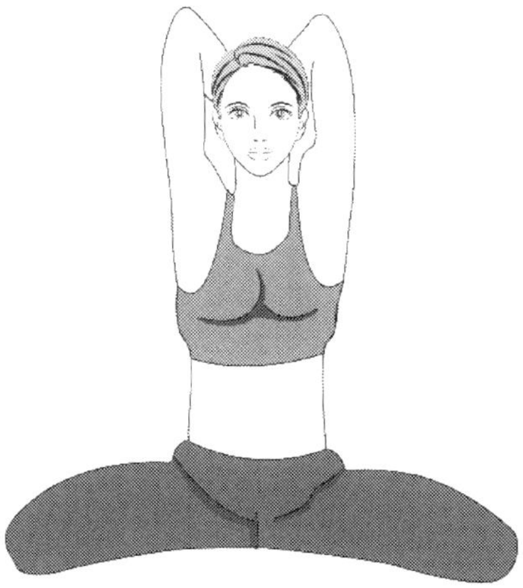

Nehme für diese Asana zuerst die Frosch-Stellung (Mandukasana) ein. Halte nun den Kopf mit den Ellenbogen und stehe langsam auf (wie ein Frosch).

Die positiven Wirkungen auf Körper, Geist und Seele sind ähnlich wie bei Mandukasana.

VAJRASANA – DIE DIAMANTENSTELLUNG

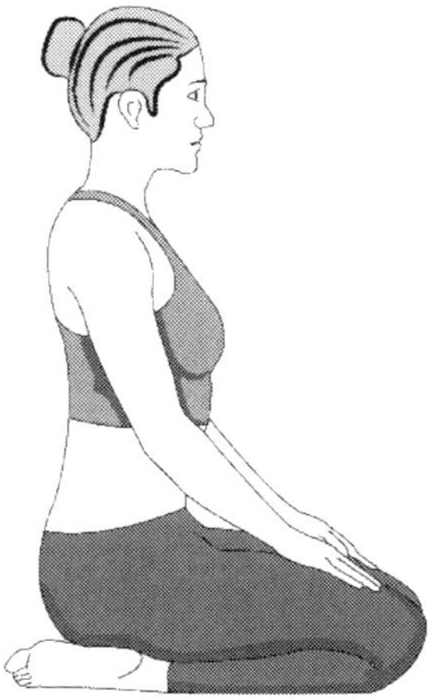

Vajrasana wird auch die „Diamantenstellung" genannt. Bei dieser Yoga-Position kniet der Yogi und sitzt hierbei auf den Fersen.

Die Position soll Standhaftigkeit und Durchhaltevermögen fördern. Vajrasana zählt nicht nur als eine der Hauptasanas, sondern gilt ebenso als eine der neun Sitzhaltungen für Meditation und Atemübungen.

VIRASANA – DER HELDENSITZ

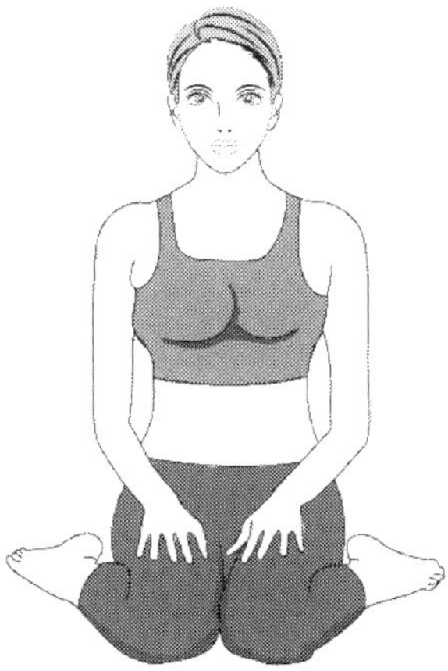

Virasana wird auch als der „Heldensitz“ bezeichnet. Es ist eine fortgeschrittene Übung zum klassischen Fersensitz (Vadrasana). Diese beiden Yoga-Haltungen eignen sich besonders gut für die Meditation.

Beim Heldensitz liegt das Gesäß zwischen den Unterschenkeln auf dem Boden auf. Beginne für Virasana im Vierfüßlerstand und nehme die Knie etwas mehr als hüftbreit auseinander. Greife nun mit deinen Daumen in die Wadenmuskulatur und ziehe diesen Muskel leicht nach außen. Nun kannst du dich vorsichtig auf den Boden zwischen deine Fersen setzen. Bei Schmerzen in den Knien kannst du dich auch auf eine Decke setzen.

VRIKSHASANA – DER BAUM

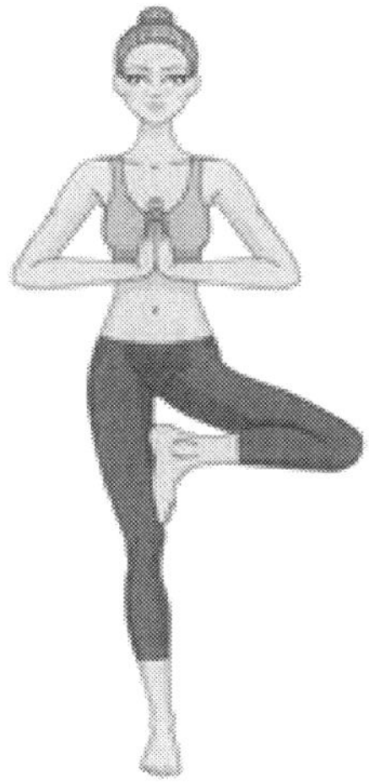

Vrikashasana verhilft dir zu innerem Gleichgewicht.

Stelle dich bei dieser Übung auf dein linkes Bein und beuge das rechte Bein an. Der rechte Fuß soll dabei an der Wurzel des linken Oberschenkels anliegen. Diese Ausführung kann auch sehr gut mit anderen Übungen verbunden werden.

Die Asana wirkt harmonisierend und stabilisierend. Sie verhilft dir zu einem besseren Gleichgewicht und Zielorientiertheit.

YOGASANA – DIE VERSENKUNGSSTELLUNG

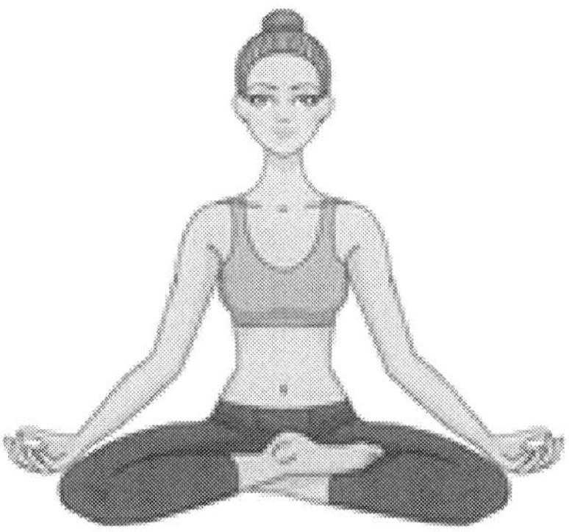

Bei dieser Übung, auch „Yoga-Stellung“ genannt, sind die Füße aufgerichtet. Du kannst diese nun auf deine Knie legen. Die Hände liegen mit den Handflächen nach oben auf dem Boden ab. Fixiere nun deine Nasenspitze. In dieser Pose praktizieren die Yogis Yoga.

Hatha Yoga und weitere moderne Yoga-Stile

Hatha besteht aus „Ha“ (Sonne) und „Tha“ (Mond). Aus dem traditionellen körperbezogenen Hatha Yoga entwickelten sich mit der Zeit moderne und an den Menschen angepasste Yoga-Stile.

Bei Hatha Yoga werden bewusst die aktiven und passiven Energieaspekte des Menschen mit einbezogen. Die Hatha Yoga-Stile sollen Blockaden lösen und die Lebensenergie zum Fließen bringen. Alle Yoga-Stile, welche Asanas beinhalten, sind im Grunde genommen Hatha Yoga. In der heutigen Zeit werden insbesondere die folgenden Stile praktiziert:

ANUSARA YOGA

Ansura Yoga gilt als ein moderner Yoga-Stil aus den USA. Bei diesem wird das klassische Hatha-Yoga mit der tantrischen Philosophie vereint. Anusara bedeutet so viel wie „sich im Fluss befinden“ und „dem Herzen folgen“. Der Yoga-Stil wurde im Jahr 1997 von John Friend gegründet.

Der Aufbau einer Anusara-Stunde unterscheidet sich sehr von den westlichen Yoga-Stilen. Vor jedem Stundenbeginn wird ein philosophisches Thema aufgegriffen und darüber gesprochen.

In der Praxis des Anusara Yoga steht immer wieder das Bejahende und das Herzensgefühl im Mittelpunkt. Die Asanas werden mit positiven Absichten wie Mitgefühl, Zuversicht und Freiheit verbunden. Dabei werden die Übungen mit tiefen Atemzügen ausgeführt.

Dieser Yoga-Stil eignet sich vor allem auch für Anfänger sehr gut, weil die Haltungen mit großer Präzision ausgeführt werden. Ein positiver Effekt hierbei ist, dass dadurch seltener Verletzungen auftreten.

ASHTANGA YOGA

Ashtanga Yoga wird ebenso dem Hatha-Yoga zugeordnet. Diese ist eine sehr kraftvolle und dynamische Art, Yoga zu praktizieren. Viele andere moderne Hatha-Yoga-Arten leiten sich aus dem Ashtanga Yoga ab. Dieser Stil wird auch „Vinyasa Yoga“ genannt und geht auf Pattabhi Jois und Sri Krishnamacharya zurück.

Vinyasa bedeutet so viel wie „die Bewegungen mit dem Atem zu verbinden“. Beim Ashtanga Yoga kannst du deinen Körper kräftigen, deinen Geist beruhigen und ein ganzheitliches Wohlbefinden erlangen. Ashtanga Yoga folgt dabei dem achtgliedrigen Pfad nach Yoga Sutra des Patanjali. Es ist zudem ein Vinyasa-System; jede Bewegung wird daher mit dem Atem verbunden.

BIKRAM YOGA

Dieser Yoga-Stil geht auf den indischen Yogameister Bikram Choundhury zurück. Da die Übungen in einem heißen Raum praktiziert werden, nennt man Bikram Yoga auch „Hot Yoga". Durch das Schwitzen soll der Körper entgiften können und ein sicheres Üben ermöglicht werden.

Der Stil besteht aus 24 Asanas und 2 Pranayamas. Bikram Yoga wird mittlerweile an über 600 Schulen gelehrt.

HORMON YOGA

Hormon Yoga hat besonders positive Auswirkungen auf die Hormone und hilft, Schwankungen auszugleichen.

Dieser Stil wurde von Dina Rodrigues entwickelt. Die Übungen bestehen aus speziellen Körperstellungen und Atemtechniken.

Hormon Yoga kann bei Wechseljahresbeschwerden und dem prämenstruellen Syndrom, aber auch bei Frauen mit Kinderwunsch, positive Auswirkungen auf das Hormonsystem haben.

IYENGAR YOGA

Dieser Yoga-Stil entstand in den 1980er Jahren in New York und bedeutet so viel wie „die befreite Seele". Der Stil ist eher anspruchsvoll und beinhaltet Musik, Philosophie, Mantras und einen veganen Lebensstil.

Gegründet wurde Iyengar Yoga von Sharon Gannon und David Life.

KRIYA YOGA

Kriya Yoga wird auch das „Yoga der Tat“ genannt. Es gilt als eines der ältesten Yogaformen und beinhaltet die effektivsten Techniken verschiedener Yogasysteme.

Kriya Yoga ist eine besonders wertvolle Meditationstechnik, jedoch wurde sie lange geheim gehalten. Kriya Yoga umfasst die ersten vier Stufen des Ashtanga- Yogas, hierbei werden allerdings alle acht Stufen mit einbezogen.

LACH YOGA

Beim Lach Yoga soll durch ein gezieltes Training die Leichtigkeit, das Vertrauen und die Gelassenheit gestärkt werden. Dieser Yoga-Stil kommt häufig in Therapien zum Einsatz.

Beim Lach Yoga werden Dehn-, Atem- und Klatschübungen kombiniert, diese sollen zum Lachen anregen. Das zu Beginn noch künstliche Lachen soll dabei in ein echtes Lachen übergehen.

POWER YOGA

Power Yoga ist eine amerikanische Variante von Ashtanga Yoga. Bryan Kest und Baron Baptiste entwickelten diesen Yoga-Stil.

Diese Art eignet sich für Yogis, die hauptsächlich an dynamischen und kraftvollen Übungen interessiert sind.

SIVANANDA YOGA

Das Sivanada Yoga vereint Hatha Yoga und die vier Hauptrichtungen Bhakti Yoga, Jnana, Raja Yoga und Karma Yoga. Der Name dieser Yoga-Art geht auf den Begründer Swami Sivananda Saraswati zurück.

Sivananda Yoga besteht aus Asanas, Meditation, Mantren, Atemübungen und Tiefenentspannung. Auch die sattwige Ernährung wird hierbei unterrichtet. Dieser Ernährungsstil bedeutet das Essen von frischen, vollwertigen, unbehandelten und vegetarischen Naturnahrungsmitteln.

VINI YOGA

Dieser Yoga-Stil wird oft auch in der Therapie angewendet.

Bei Vini Yoga gilt der Mensch als das Maß. Dieses Konzept entwickelte der indische Yogi und Ayurveda-Arzt Krishnamachary.

Vini Yoga richtet sich nach den individuellen Bedürfnissen des Praktizierenden aus. Es ist daher kein spezieller Stil, sondern dient vielmehr dazu, ein gestecktes Ziel zu erreichen.

YIN YOGA

Dieser Yoga-Stil ist sanft und eher passiv.
Yin Yoga wird hauptsächlich im Sitzen oder Liegen praktiziert. Bei den Asanas geht es um Entspannung und darum, den Atem fließen zu lassen. Spannungen in Muskeln und Organen sollen so sanft gelöst werden.

Übungen für Einsteiger

Wenn du für dich entschieden hast, dass du dich einmal an Yoga versuchen möchtest, wirst du schnell feststellen, dass die Übungen generell relativ einfach, leicht auszuführen und schnell zu lernen sind. Um jedoch ein ideales Ergebnis zu erzielen, ist oftmals eine Menge Arbeit und Erfahrung erforderlich.

Bevor du beginnst, noch ein grundlegender Tipp: du solltest etwa anderthalb bis zwei Stunden vor dem Training keine Nahrung zu dir nehmen. Bei den Übungen kann sich dein Magen ansonsten unwohl fühlen, da er noch mit der Verdauung beschäftigt ist. Ziehe eine bequeme Kleidung an und begebe dich in einen angenehm warmen Raum.

TADASANA ODER DIE BERGHALTUNG

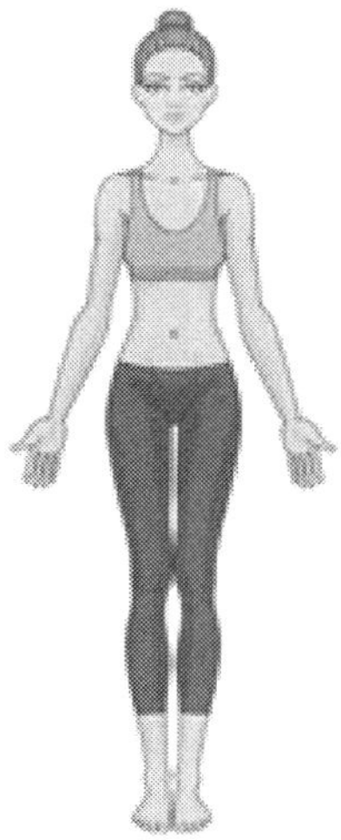

Der große Vorteil an dieser Stellung ist, dass du sie eigentlich überall ausführen kannst, wo du gerade stehst, ohne dabei großartig aufzufallen. Natürlich sollst du beim Yoga vorzugsweise barfuß trainieren. Ich selbst wende diese Haltung aber auch manchmal an, wenn ich zum Beispiel gerade mein Auto tanke.

Zuerst stellst du dich aufrecht hin. Dabei kannst du selbst entscheiden, ob sich deine Fersen und großen Zehen berühren, oder aber du die Füße auf Hüftbreite voneinander entfernt stellst – je nachdem wie es für dich bequemer und natürlicher erscheint. Anschließend hebst du deine Zehen an, um sie zu spreizen und sie dann eine nach der anderen wieder abzulegen. Deine Arme dürfen entspannt neben deinem Körper ruhen. Nun streckst du deine Beine und versuchst, dein Gewicht gleichmäßig auf die gesamten Fußflächen zu verteilen. Ziehe jetzt dein Steißbein leicht nach vorne und spanne deine Oberschenkelmuskulatur an – das erreichst du, indem du versuchst, deine Knie nach oben zu ziehen.

Nun spannst du die Muskulatur deines Bauchs an und besinnst dich für einen Moment auf dich selbst. Spüre die naturgegebene Form deiner Wirbelsäule und richte deinen Hals danach aus. Deine Schultern sollen dabei weder verkrampft noch angespannt sein, sondern können ruhig locker nach vorne fallen.

Wenn du alles richtig gemacht hast, stärkt diese Übung dein Selbstbewusstsein und deine innere Balance. Wichtig ist hier vor allem, dass du keinen Muskel verkrampfst, und die Füße nicht versuchst, in den Boden hinein zu pressen, sondern sie entspannt und gleichmäßig ruhen lässt. Neben innerer Ruhe trainiert diese Stellung auch deine Bein- und Rumpfmuskulatur.

UTTANASANA ODER DIE VORWÄRTSBEUGE

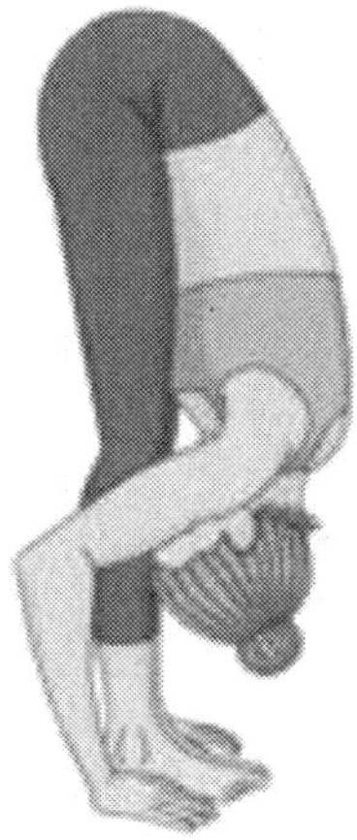

Aus der vorherigen Übung kannst du sehr leicht in die nun Folgende gehen – das würde ich dir aber wirklich eher für Zuhause oder den Unterricht empfehlen.

Aus der geraden und aufrechten Position, die du mit der Berghaltung eingenommen hast, gehst du heraus, indem du deine Knie leicht einknickst. Nun entspannst du deine Arme und deinen Kopf nach vorne und lässt es zu, dass dein Oberkörper folgt. Du senkst ihn, bis deine Arme ohne Anstrengung den Fußboden berühren und du sie neben den Füßen ablegen kannst.

Wenn du am Anfang hierbei Schwierigkeiten hast, kannst du die Knie noch weiter einknicken. Wichtig ist hierbei vor allem zu beachten, dass deine Beine und Füße dein Gewicht tragen sollen. Bemerkst du also, dass deine Rückenmuskulatur angespannt ist, stell dich noch einmal aufrecht hin und versuche es von Neuem.

Wenn du feststellen solltest, dass du einen Buckel bildest, versuche deinen Kopf in Richtung Boden zu strecken – das begradigt deinen gesamten Rücken.

Diese Übung entspannt vor allem deine Schultern und deinen Nacken. Sie hilft aber auch bei Magen- und Unterleibsschmerzen, dehnt die Sehnen und Bänder deiner Beine und beruhigt deinen Geist. Ursprünglich galt diese Figur als Zeichen der Demut – der altindischen Lehre zufolge sollten die Yogis auf diese Art und Weise lernen, anderen einen höheren Stellenwert zuzuschreiben als der eigenen Person.

SETU BANDHA SARVANGASANA ODER DIE SCHULTERBRÜCKE

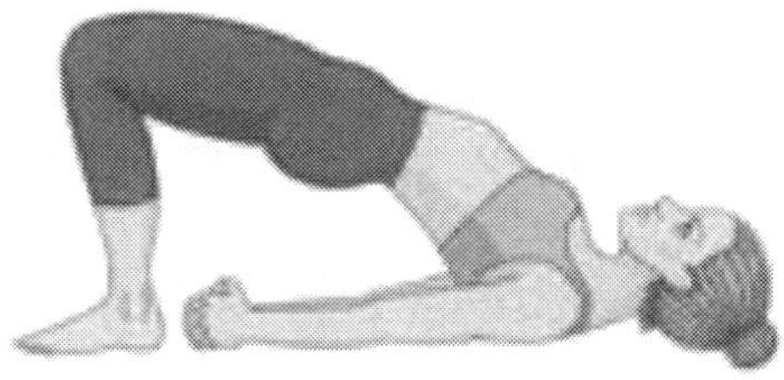

Bei dieser Übung haben bereits Viele mit Freuden festgestellt, dass sie sie auch vorher schon in ihren alltäglichen sportlichen Übungen praktiziert haben. Auf diese Art und Weise kann sie noch etwas verfeinert und verbessert werden.

Bei dieser Übung legst du dich zuerst flach auf den Rücken. Nun stellst du deine Beine auf und bringst deine Füße etwa hüftbreit in Position. Achte auch hier bitte darauf, dass die Zehen gespreizt sind und die Füße vollständig den Boden berühren. Jetzt ziehst du deine Schulterblätter nach außen und legst deine Hände ebenfalls flach und parallel neben dich. Während du deine Arme Richtung Rücken drückst, hebst du langsam dein Becken an, bis eine gerade Linie von deinen Schulterblättern bis zu deinen Knien entsteht. Indem du deine Bauchmuskulatur anspannst vermeidest du, in der Mitte einzusinken. Deine Beine sollen ebenfalls parallel bleiben und dürfen nicht auseinander klappen. Zuletzt drückst du den Kopf nach hinten um deine Nackenwirbel zu schonen. Sobald du kein Doppelkinn mehr hast, befindest du dich in der richtigen Position. In dieser Übung stärkst du neben der Bein- auch die Schultermuskulatur und beruhigst nach einigen Wiederholungen dein Nervensystem.

Natürlich gibt es auch noch andere Übungen, wie beispielsweise Bhadrasana - der Schmetterling oder Utkatasana – der Stuhl, die sich sehr gut eignen, wenn du erste Erfahrungen mit yogischen Übungen sammeln möchtest. Diese findest du ebenfalls in meinem Ratgeber mit Beschreibung und passendem Bild. Mit Hilfe der drei oben genannten Grundfiguren wirst du aber bereits erste Erfolgserlebnisse verzeichnen können und bekommst gleichzeitig eine Erfahrung, wie sich yogische Figuren definieren.

In Bezug auf die Atmung gebe ich gerne folgenden Hinweis: immer, wenn du ein Körperteil streckst oder hebst, atmest du ein. Sobald du die Position erreicht hast, in die du dich begeben möchtest, atmest du wieder aus. Gerade bei deinen ersten Versuchen wird dir das seltsam erscheinen, da sich dieser Rhythmus fernab unserer üblichen Atmung bewegt. Du wirst dich aber sehr schnell daran gewöhnen.

Übungen für Fortgeschrittene

Nachdem du die zugrunde liegenden Übungen einige Zeit trainiert hast, darfst du dich gerne an den nächsten Schritt wagen. Dieser versteht sich in etwas anspruchsvolleren Figuren, die allerdings nach wie vor einfach gehalten sind.

DER SONNENGRUß

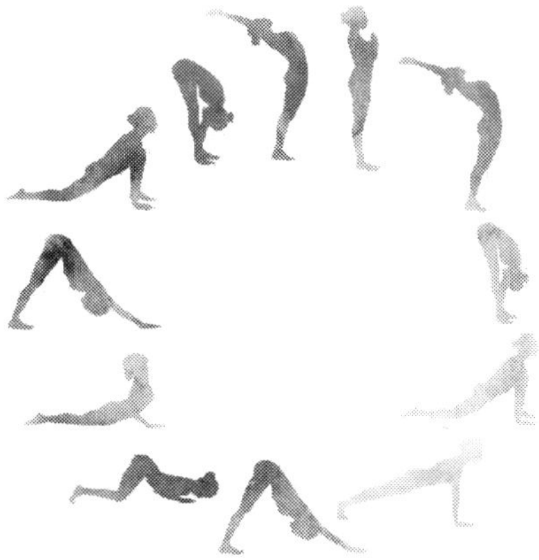

Fast nahezu jeder Mensch, der an Yoga denkt, hat wahrscheinlich diesen Begriff im Kopf. Es ist die wohl bekannteste Übung innerhalb der Lehre. Mittlerweile existieren vom Sonnengruß verschiedenste Varianten. Ich werde dich hier über die klassische Möglichkeit informieren. Er eignet sich vor allem morgens, um den Tag zu beginnen, da er die Muskeln aktiviert und deinen Geist auffrischt.

Den klassischen Sonnengruß beginnst du, indem du die Berghaltung einnimmst. Dieses Mal streckst du die Handflächen nach vorne, sodass sie von deinem Gesicht wegzeigen. Die Arme befinden sich weiter parallel am Körper. Nun richtest du deinen Blick in Richtung Decke, während du deine Arme seitlich im großen Bogen nach oben bewegst. Mit gespreizten Fingern legst du deine Hände zusammen. Während du den Blick wieder geradeaus lenkst, bringst du deine Hände vor dein Brustbein, welches von deinen Daumen berührt wird.

Anschließend bringst du deinen Körper in die Vorwärtsbeuge. Ist das geschafft, streckst du dein rechtes Bein in einem großen Ausfallschritt nach hinten, danach folgt das Linke.

Achte darauf, dass dein Rücken vom Steißbein bis zum Kopf eine gerade Linie bildet und weder zum Buckel, noch zum Hohlkreuz neigt. Aus dieser Liegestützposition heraus lässt du dich nun langsam und vollständig auf den Boden sinken. Deine Stirn berührt ebenfalls die Matte. Anschließend hebst du den Kopf und formst die Kobrahaltung. Deine Hände befinden sich hier parallel zur Brust. Nun schiebst du dich mit Hilfe deiner Arme nach hinten, dein Hintern zeigt Richtung Himmel. Du streckst deine Beine erneut und bringst deine Füße wieder einen nach dem Anderen nach vorne auf Höhe deiner Arme. Langsam darfst du dich nun aufrichten, deine Arme ragen über den Kopf hinaus und die Handflächen werden zusammengelegt. Im letzten Schritt lässt du die Arme wieder sinken, bis sie sich parallel zum Körper befinden.

Mit Hilfe dieser Übung weckst du Körper und Organismus und bringst dein Kreislauf in Schwung. Die verschiedenen Figuren dehnen und strecken deine Muskulatur.

DAS KIND

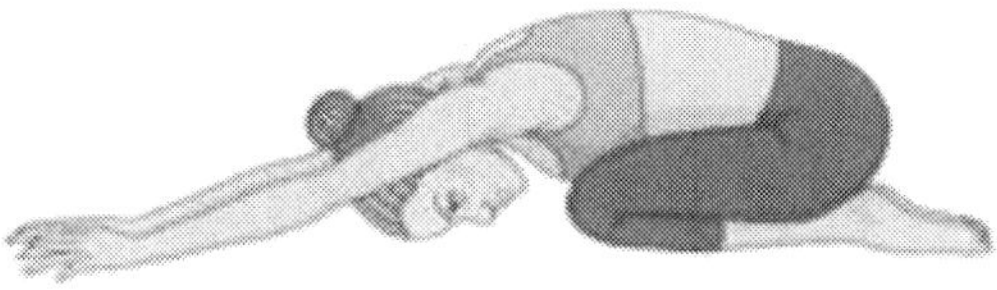

Diese Position nutzen Viele immer dann, wenn der Rücken schmerzt. Sie streckt die Wirbelsäule, die Oberschenkel und die Knöchel. Gleichzeitig hilft sie dem Körper gegen Beschwerden wie Müdigkeit, Unterleibsschmerzen oder Kreislaufbeschwerden anzukämpfen.

Um sie richtig auszuführen, setzt du dich zuerst auf deine Fersen. Dabei solltest du darauf achten, dass sich deine großen Zehen jeweils berühren. Aus dieser knienden Haltung legst du den Oberkörper nach vorne, bis dein Bauch auf den Oberschenkeln und deine Stirn auf dem Fußboden liegen. Deine Hände liegen locker auf dem Boden. Versuche dabei, deinen Rücken und Hals möglichst weit zu strecken und deine Schulterblätter auseinanderfallen zu lassen. Gerade am Anfang kannst du deine Arme auch gerade nach vorne als Verlängerung deines Körpers ausstrecken. Sie sollen dabei parallel und mit weit ausgebreiteten Fingerspitzen abgelegt werden. Diese Haltung solltest du für wenigstens 30 Sekunden beibehalten.

DAS DREIECK

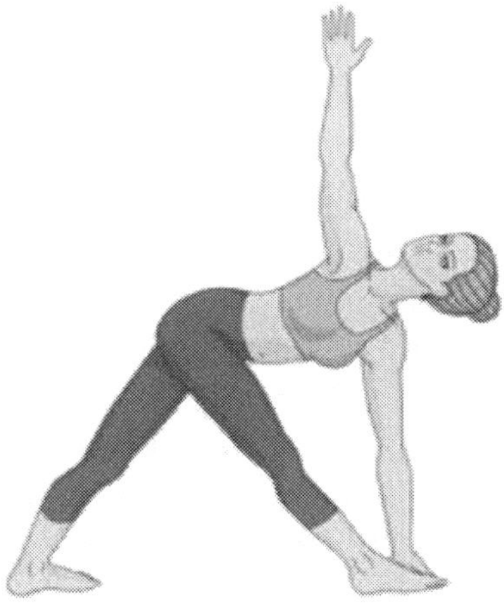

Diese Übung eignet sich auch sehr gut, um die Muskeln zu strecken und den Körper allgemein aufzuwärmen, und ihn so für komplexere Trainingseinheiten vorzubereiten. Gleichzeitig regt er das Nervensystem an und kann aufgrund dessen sehr gut als Start in den Tag genutzt werden.

Beim Dreieck stehst du auf deiner Matte, deine Beine sind etwa einen Meter voneinander entfernt. Achte darauf, dass deine Füße parallel stehen und weder nach innen noch nach außen zeigen. Die Knie sind durchgestreckt, ohne zu überstrecken. Deine Schulterblätter ziehst du ganz leicht zurück und lässt sie anschließend locker herunterhängen. Während du einatmest bringst du deinen rechten Arm über deinem Körper in Position. Die Handfläche zeigt in Richtung deines Kopfes. Nun atmest du aus und streckst deinen gesamten Oberkörper nach links.

Achte hierbei darauf, dass dein Körper eine Linie bildet und du vom Bein bis zur Fingerspitze auf einer Länge bleibst. Zur Unterstützung kannst du währenddessen deine linke Hand auf das linke Bein legen.

Wenn du diese Position für einige Sekunden gehalten hast, kannst du die Seiten wechseln, dann den linken Arm heben und deinen Körper über die rechte Seite strecken.

DER HUND

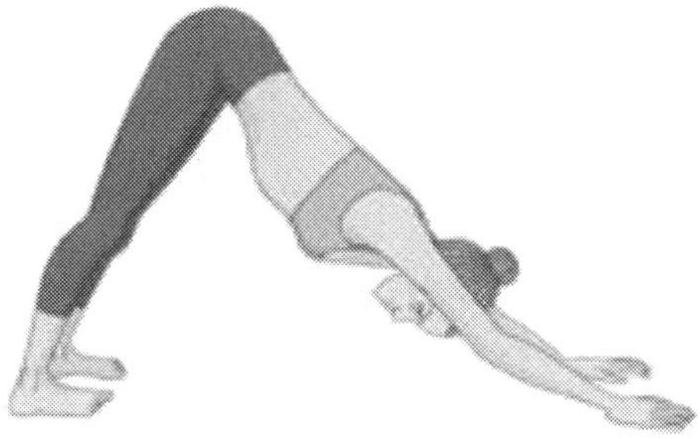

Diese Stellung unterstützt dich, wenn du beispielsweise mit dem Rauchen aufhören möchtest, da sie zusätzlich die Lunge reinigt. Außerdem trägt sie für eine Verbesserung deines Gleichgewichtssinnes bei. Wenn du unter Verstopfungen oder Krampfadern leidest, kann dir der Hund ebenfalls Abhilfe schaffen.

Du beginnst die Position, indem du dich auf den Boden kniest. Dabei stellst du die Zehenspitzen auf und spreizt die Knie auseinander. Ähnlich wie bei der Stellung des Kindes legst du jetzt deinen Oberkörper auf den Oberschenkeln ab und streckst deine Arme weit nach vorne. Aus dieser Haltung heraus streckst du deinen Hintern nach oben, sodass dein Körper mit dem Fußboden ein Dreieck bildet. Deine Hände sollen auf Schulterbreite gegen den Boden gepresst werden, während deine Beine deinen Hintern so weit wie möglich herausstrecken. Achte darauf, dass dein Rücken nicht ins Hohlkreuz geht. Auch diese Position solltest du für wenigstens 30 Sekunden halten.

15 Minuten Workout für Zuhause

Vielleicht geht es dir ganz ähnlich: du sehnst dich zwar nach Entspannung und Ruhe, weißt aber oft nicht, in welchen Momenten des Tages du dir dafür noch Zeit nehmen sollst. Zwischen Arbeit, Familie und weiteren alltäglichen Verpflichtungen fällt es zunehmend schwer, noch Augenblicke für sich selbst zu finden.

Einige Personen haben das Bestreben, sich wenigstens einmal pro Woche Zeit für sich zu nehmen. Manchmal funktioniert dies jedoch nicht so wie gewünscht, irgendetwas kommt immer wieder dazwischen, und dadurch werden diese zunehmend gereizter und sehnen sich nach einer Lösung.

Beim Yoga haben manche die Sorge, täglich wenigstens eine Stunde investieren zu müssen – Zeit, sie nicht haben, und außerdem begleitet sie das Gefühl, ihr Ziel nicht erreichen zu können, wenn sie die Einheiten mit dem Hintergedanken ausführen, welche Aufgaben noch alle zu erledigen sind.

Die positive Nachricht ist nun, dass es beim Yoga kurzweilige Möglichkeiten, wie etwa 15-minütige Workouts, gibt. Bevor ich dir ein Best Practice liefere, wie ein solches Workout aussehen könnte, will ich dir zuerst erklären, warum es selbst bei so einer kurzen Zeitspanne Sinn macht, Yoga zu praktizieren.

Wer den ganzen Tag arbeiten geht, hat abends meist keine Lust mehr, noch Sport zu treiben. Der Körper sehnt sich nach Erholung und Ruhe, sodass der Ruf der bequemen Couch im Wohnzimmer immer größer wird.

Einige Menschen kommen morgens sehr schwer in die Gänge. Gerade bei einem unruhigen oder schlechten Schlaf kommt es häufig vor, dass man morgens mit Kopfschmerzen aufsteht, die Muskeln sich leicht gerädert anfühlen und noch nicht richtig arbeiten wollen.

Ein kurzes Workout schafft diesen Beschwerden Abhilfe, da gleich nach dem Aufstehen die Muskulatur sozusagen geweckt wird und für eine bessere Durchblutung sorgt – ein Effekt, der auch beim Arbeitstag hilft und gleichzeitig die Kopfschmerzen spürbar reduziert. Indem du konsequent einige Übungen vollziehst, wird dein Ablauf ganz einfach erweitert, sodass sich die kurzen Sequenzen auch für deinen Geist richtig anfühlen. Viele haben auch festgestellt, dass sie dafür in dem restlichen morgendlichen Ablauf schneller werden und so weder mehr, noch weniger Zeit benötigen.

Yoga bringt nicht nur gewisse Übungen, sondern eine bewusste Atmung mit sich. Dadurch wird dein Gehirn mit mehr Sauerstoff versorgt und kann den gesamten Tag über mit mehr Kapazitäten arbeiten. Auch wenn Atmen ein natürlicher Reflex des Nervensystems ist, über den wir nicht weiter nachdenken müssen, schadet es nicht, sich für einige Minuten am Tag bewusst darauf zu konzentrieren.

Häufig hilft es, sich darauf zu besinnen, dass unser Dasein auf der Erde nicht selbstverständlich ist. Ein Leben kann von einem Moment auf den nächsten vorbei sein, also sollten wir versuchen so viele schöne Momente wie nur möglich zu schaffen, und diese zu genießen, anstatt nur von einer Pflichtveranstaltung zur nächsten zu hetzen.

Einige haben diese Einstellung schon immer, andere erreichen dieses Denken auch durch die regelmäßigen morgendlichen Übungen.

Dieses bewusste Leben führt in der Regel zu einem glücklicheren und ausgeglicheneren Zustand, sodass auch ein stressiger Alltag einen nicht mehr so leicht aus der Ruhe bringen kann.

Alles im Leben hat einen Sinn, und es ist lohnenswert, auch teilweise Aufgaben zu erledigen, die einem unter Umständen nicht so gut gefallen. Das unerschütterliche Bestreben und der Tatendrang, seine Ziele im Leben zu erreichen, wird durch die Energie, die man morgens im Yoga findet, gestärkt.

Wenn dir die Übungen irgendwann zu eintönig werden, steht es dir jederzeit frei, neue Bewegungen und Figuren zu integrieren. Bei weit über 100 verschiedenen Stilen und Techniken bietet sich dir eine riesige Auswahl an Alternativen. So kannst du deine Experimentierfreudigkeit in allen Zügen ausleben und gekräftigt in den Tag starten.

Dein morgendliches Yoga kannst du grundsätzlich immer mit dem Sonnengruß beginnen. Neben der klassischen Variante, die hier erklärt ist, gibt es auch diverse andere Abwandlungen dieser Bewegungsabläufe, zwischen denen du wechseln kannst. So ist dein Körper schon einmal wach und weiß, dass er sich jetzt etwas bemühen muss.

Wenn du beispielsweise ein Morgenmuffel bist, kannst du dich nach dem Sonnengruß in die Stellung des Kindes zurückziehen. Das gibt dir die Gelegenheit, in Ruhe wach zu werden und an deinem Bewusstsein zu arbeiten, und streckt gleichzeitig die Rückenmuskulatur. Da diese Stellung recht bequem ist, kannst du auch einige Minuten darin verharren, während du eine Atemtechnik anwendest, die sich umgangssprachlich „Meeresrauschen- Atmung" nennt. Dabei konzentrierst du dich auf deine Atmung und versuchst, sowohl Ein- als auch Ausatmen identisch werden zu lassen. Die Atemzüge sind also immer gleich lang und auch gleich stark.

Wenn du dich beruhigt und geerdet fühlst, begibst du dich in den Vierfüßlerstand. Dabei stützen deine Hände dich vorn, während deine Knie, deine Schienbeine und deine Füße ebenfalls den Boden berühren.

Nun kannst du die Katze- Kuh- Haltung anwenden. Dabei bewegst du deinen Rücken vom Steißbein und Becken aus abwechselnd in eine Beuge oder einen Buckel und wieder zurück in die Gerade. Eine Bewegung misst jeweils einen Atemzug. Deine Hände sind ausgespreizt auf Schulterbreite. Während du einen Buckel formst, zeigt dein Kopf entspannt nach unten, bei der Geraden streckst du ihn ebenfalls mit aus. Wichtig ist, ihn nicht zu überstrecken, um die Halswirbel zu schonen.

Anschließend begibst du dich in die Haltung der Unterarmstütz. Das bedeutet, dass deine Zehenspitzen und deine Unterarme mit ausgestreckten Händen und gespreizten Fingern den Boden berühren. Besinne dich darauf, wie deine Bauchmuskulatur und dein Hintern automatisch angespannt werden.

Aus dieser Haltung heraus begibst du dich für einige Atemzüge in die Stellung des Hundes und zuletzt wieder in die ursprüngliche Position des Kindes.

Diese Übungen kannst du so lange wiederholen, bis du keine Lust mehr hast oder die Viertelstunde vorbei ist. Die meisten Personen schaffen zwei bis drei Durchgänge. Sie werden dir zwar nicht dazu verhelfen, dir innerhalb von zwei Wochen einen Waschbrettbauch anzutrainieren, aber sie unterstützen die gesamte Muskulatur und machen dich dadurch beweglicher, ausgeglichener und glücklicher. Da du diese Wirkungen nach außen ausstrahlst, werden auch deine Freunde und Bekannten schnell bemerken, wie gut du aussiehst und dich womöglich bald mit Komplimenten überschütten.

Vierwöchiger Plan mit Workout-Vorschlägen

Einige Menschen entscheiden sich heutzutage selbst als Anfänger gegen ein direktes Studio. Zum einen mag das an dem zeitlichen Aufwand liegen, und zum anderen geht es bei Yoga ja auch um eine bequeme und angenehme Atmosphäre – am wohlsten fühlen sich manche beispielsweise auf dem Balkon oder der Terrasse der eigenen vier Wände. Hier ist alles nach den persönlichen Wünschen und Bedürfnissen eingerichtet und man kann die Musik hören, die einen selbst anspricht.

Neben der 15-minütigen Workout- Idee, die ich dir bereits erklärt habe und die du natürlich täglich so oft du möchtest anwenden kannst, möchte ich dir gleichzeitig einen Vorschlag liefern, wie du dies einen ganzen Monat mit verschiedenen Übungen aus dem Yogabereich ergänzen kannst.

Bei einem solchen Programm geht es auch darum, Yoga für sich zu entdecken und es alltäglich werden zu lassen. Der Plan ist möglichst abwechslungsreich gestaltet, mit täglichen kurzen Sequenzen oder für Menschen, die ein sehr geringes Zeitfenster haben, mit drei Einheiten pro Woche in dem Ziel, alle Muskelgruppen zu kräftigen und ebenso durch Atemübungen eine gewisse Entspannung, Gelassenheit und innere Kraft zu schaffen. Du kannst natürlich frei wählen, ob du jeden Tag trainieren möchtest oder im Abstand von zwei Tagen. Die Sequenzen werden in jedem Fall recht kurzgehalten und dauern im seltensten Fall länger als 45 Minuten.

WOCHE 1

Bevor du in die richtigen Übungen startest, ist es wichtig, deinen Körper darauf vorzubereiten, dass er ab sofort etwas mehr gefordert wird. Das bedeutet, dass du deine Rückenmuskulatur kräftigen solltest und deinen Bändern und Sehnen zu mehr Beweglichkeit verhilfst. Gerade in den ersten Tagen solltest du dich also auf Übungen konzentrieren, die deinen Rücken stärken und deine Dehnbarkeit unterstützen.

Einfache Übungen bestehen darin, indem du dich beispielsweise flach auf den Rücken legst und immer abwechselnd ein Knie an deine Brust drückst. Dabei sollen deine Füße gerade und parallel liegen. Deine Knie kannst du dabei festhalten, indem du jeweils einen Arm darüberlegst und diesen am Handgelenk mit der anderen Hand greifst. Alternativ eignen sich auch die Krokodilsübungen großartig für dieses Vorhaben. Wenn du Schultern und Nacken trainieren und entspannen möchtest, kannst du das mit Hilfe von Figuren wie dem Adler tun.

Um morgens besser in den Tag zu starten, kannst du gerne bis zu zehn Sonnengrüße üben. Auch wenn das viel klingt - der zeitliche Aufwand beläuft sich auf nicht mehr als eine Viertelstunde, und dein Körper ist schneller wach und aktiv. Gerade abends empfehle ich dir Atem- und Meditationsübungen, um von deinem anstrengenden Arbeitstag abzuschließen und deinem Körper zur Ruhe zu verhelfen.

Selbstverständlich kannst du über den ganzen Tag verteilt immer wieder Dehnungs- und Atemübungen machen, wenn du gerade Zeit und Lust hast. Nach spätestens einer Woche ist dein Körper bereit und du kannst ohne Probleme und Einschränkungen mit anspruchsvolleren Übungen beginnen.

Wenn du die erste Woche geschafft hast, wirst du zwar noch nicht die große Menge abgenommen haben, jedoch sehr wahrscheinlich bemerken, dass dein Gang und deine gesamte Haltung aufrechter und gerader sind, und du dich selbstbewusster wahrnimmst.

WOCHE 2

Wenn dir die Übungen für deinen Rücken bisher gut gefallen haben, hindert dich nichts daran, sie weiter zu praktizieren. Gleichzeitig kannst du dir jedoch jetzt auch eine neue Muskelgruppe heraussuchen, wie beispielsweise den Bauch, diese mittrainieren und fordern. Gleichzeitig stärkst du durch Übungen der Bauchmuskulatur deine aufrechte Haltung und dein Selbstvertrauen, sowie deine Entschlossenheit.

Im nächsten Kapitel wirst du einiges über die Chakren erfahren. Zwei davon befinden sich in der Bauchregion und werden mit Hilfe von Übungen in diesem Bereich gestärkt, und zu einer besseren Funktion angeregt. Ganz klassische Übungen sind beispielsweise Planks, die du sicher auch aus jedem Fitnessstudio kennst. Für den Anfang kannst du dich auf Unterarme und Füße stützen und ruhig atmen, während dein Körper in der Luft schwebt und eine Brücke bildet. Wenn du diese Position am Anfang nicht lange durchhalten kannst, ist das nicht schlimm, denn sie ist wirklich sehr anstrengend. Du solltest aber darauf achten, dass deine Füße parallel stehen, dein Hintern ebenfalls in die Gerade eingebunden ist, und weder nach oben gestreckt wird noch nach unten absackt. Wird dir die Übung nach einiger Zeit zu anspruchslos, kannst du dich auf deinen Händen abstützen. Dabei sollten deine Hände auf Schulterbreite positioniert werden, um die Handgelenke nicht zu stark zu belasten. Auch dein Kopf soll gerade ausgestreckt werden und darf nicht nach unten zeigen. Um deine Bauchmuskeln zu kräftigen, kannst du dich auch in die Liegestützposition begeben und immer abwechselnd ein Bein nach dem anderen in Richtung Brustkorb ziehen.

Vergiss bitte auch während dieser Woche nicht die Entspannungsübungen. Sie sind beim Yoga sehr wichtig, da der Körper als Einheit angesehen wird.

Alle Übungen und Trainings erfüllen nicht den gewünschten Zweck, solange du unter Stress stehst. Um morgens bereits fit in den Tag zu starten, kannst du auch weiterhin regelmäßige Sonnengrüße abhalten. Bei YouTube z.B. stehen dir diverse Videos über die verschiedenen Arten zur Verfügung.

WOCHE 3

Mittlerweile hat sich in die regelmäßigen Übungen schon eine gewisse Routine eingeschlichen. Mit Hilfe von einfachen Trainings und Anfänger- oder Fortgeschrittenenfiguren konntest du deine Haltung verbessern und deine Muskulatur stärken. Der morgendliche Sonnengruß stärkt deinen Körper als Gesamtheit, und die abendlichen Meditationen verschaffen dir Ruhe und Gelassenheit.

In der dritten Woche sollte es darum gehen, dich selbst lieben zu lernen – einen Punkt, den wir in unserem alltäglichen Leben sehr gerne vergessen. Wenn du dich selbst akzeptierst wie du bist, mit allen Makeln, deiner Vergangenheit und mit den charakterlichen Schwächen, wirst du auch feststellen, dass Eigenschaften wie Neid oder Eifersucht ganz von alleine verschwinden. Außerdem strahlst du alles, was du empfindest, nach außen aus – fühlst du dich gut, bekommst du umgangssprachlich ein inneres Leuchten, was den Menschen in deiner Umgebung auffallen wird.

Indem du dich selbst liebst, wirst du zu den Personen gehören, nach denen sich die Menschen umdrehen, sobald diese einen Raum betreten. Es geht nicht um perfektes Aussehen, frisch manikürte Nägel und porentief reine Haut, sondern ausschließlich um die Ausstrahlung, die du an den Tag legst. In den letzten beiden Wochen wirst du dir diesen Weg auf jeden Fall schon geebnet haben, denn Yoga macht glücklich. Durch regelmäßige Übungen wirst du definierter, und indem du an dir selbst Erfolge bemerkst, und seien sie noch so klein, stärkt sich automatisch dein Selbstvertrauen.

Eine besondere Unterstützung seitens der yogischen Übungen liefern dir an dieser Stelle die Kriegerhaltungen. Sie erfordern einen aufrechten Stand und präzise Bewegungen, die du automatisch in deinen Alltag übernehmen wirst. Vor allem nach dem morgendlichen Sonnengruß streckt dich die Stellung des Hundes noch einmal ein Stück mehr aus. Denke bei den Standübungen und allen Bewegungen, bei denen du dich streckst daran, dass du versuchst ein bis zwei Zentimeter größer zu werden – das klingt vielleicht seltsam, hilft aber ganz enorm. Bei deinen Meditations- und Atemübungen kannst du dein inneres Auge darauf lenken, dir klar zu machen, wer du wirklich bist, welche Ziele du im Leben hast und was du besonders gut kannst. Indem du positiv denkst, wirst du auch Kraft aufbringen für aufwendige und anstrengende Vorhaben.

Nach dieser erfolgreichen Woche wirst du bemerken, wie beweglich du mittlerweile bist, und wie sicher dein Stand und deine Haltung im Allgemeinen sind. Du bist dir über jeden Muskel deines Körpers bewusst und ohne Weiteres in der Lage, deine Meinung zu vertreten und für sie einzustehen.

WOCHE 4

Du bist in der letzten Woche angelangt, und der Monat ist fast vorbei. Mittlerweile darfst du dich auch schon als fortgeschrittener Yogi bezeichnen, da du durch die regelmäßigen Übungen eine Routine entwickelt und alle deine Muskeln gestärkt hast.

Gerne kannst du diese Woche auch anstrengenderen Übungen widmen, die beispielsweise aus dem Bereich des Power Yoga stammen. Aus dem Warrior Flow haben sich auch die Kriegerstellungen entwickelt, die dir eine schweißtreibende Sequenz liefern werden. Alternativ bietet sich über die Übung des Dreiecks in Kombination mit der Kobra eine fordernde Möglichkeit. Hierfür beginnst du, indem du in der Grätsche auf der Matte stehst. Nun beugst du deinen Oberkörper nach rechts und legst den rechten Arm mit ausgespreizten Fingern auf dem Schienbein ab. Der linke Arm zeigt nach Oben und bildet die Verlängerung deines Beines, dein Kopf blickt ebenfalls in diese Richtung. Nun spannst du alle Muskeln an und verweilst einige Atemzüge in der Position, bevor du die Seite wechselst. Hast du beide Seiten jeweils zwei Mal absolviert, wechselst du in die Stellung der Kobra und anschließend wieder zurück.

Solltest du zwischendurch unter Muskelkater leiden, benutze leichtere Übungen. So trainierst du deinen Körper weiter, ohne ihm Schaden zuzufügen. Mit Hilfe von Wärme entspannst du die Muskulatur, dafür reicht auch schon eine ausdauernde Dusche oder ein Wannenbad.

Durch die regelmäßigen Meditationen und deine bewusste Atmung, die sich automatisch auf deinen Alltag übertragen haben, fühlst du dich geerdet, selbstsicher und bist im Einklang mit dir selbst.

Spätestens nach einem Monat mit regelmäßigem Yoga wird es für dich zur Routine geworden sein – sowohl für den Geist, als auch für deinen Körper. Wenn du möchtest, hindert dich nichts daran auch weiter regelmäßige Übungen durchzuführen. Einer der schönsten Punkte beim Yoga ist, dass du frei entscheiden darfst, wie viel oder wenig Zeit du dafür investierst. Es geht dabei auch um Zeit für dich und es wird dir guttun, wenigstens für eine Viertelstunde am Tag zu vergessen, was du für Termine und Verpflichtungen hast, und wer gerade eine Frage hat oder etwas anderes wissen möchte. Du stehst in deinem Leben an erster Stelle. Indem du für dich selbst diese Priorität setzt wirst du automatisch in der Lage sein, für alle anderen als zuverlässig, vertrauenswürdig und selbstsicher zu erscheinen.

Einfluss von Yoga auf die Chakren

Ähnlich wie Yoga hat auch der Begriff des Chakras seinen Ursprung in Indien. Wenn du eine Übung aus der yogischen Lehre durchführst, sollst du auf eine korrekte Körperhaltung achten, um deine Energieströme ungehindert fließen lassen zu können. Chakren sind sozusagen die Zentren dieser Energie. Es handelt sich um kleine Energiewirbel, die einen festen Ort im Körper haben. Wortwörtlich aus dem Sanskrit übersetzt bedeutet Chakra so viel wie Kreis oder Rad und bildet die Verbindung zwischen dem physischen Körper und der Seele, welche durch die verschiedenen Energien gesteuert wird.

Insgesamt gibt es mehrere tausend Chakren, es werden jedoch nur sieben große Energiekreise unterschieden, die unseren Körper mit allem ausstatten, was er benötigt. Sie befinden sich entlang der Wirbelsäule und sind dafür zuständig, unseren Körper von außen heraus mit Energie zu versorgen, indem sie diese in sich aufnehmen. Jedes Chakra ist mit dem nächsten verbunden, hat aber dennoch seine eigene Bedeutung. Je nach Geistes- und Körperzustand sind sie bei jedem Menschen unterschiedlich stark ausgeprägt.

Das *Wurzelchakra* bildet sich bereits in der Kindheit aus. Es sitzt am unteren Ende der Wirbelsäule und steht für Lebenskraft und die Verbundenheit mit der Erde. Außerdem beherbergt es unser Urvertrauen in die Menschheit und das Gute in jeder einzelnen Person, welches wir bereits frühzeitig durch das Verhältnis zur Familie bilden. Auch das eigene Selbstvertrauen ist tief in diesem Chakrapunkt verankert. Es entscheidet zudem über unseren Geruchssinn. Ist es blockiert, bemerkst du das in Form von Existenzängsten, Misstrauen und Antriebslosigkeit. Aber auch körperliche Nachteile wie Gewichts- und Blutdruckprobleme oder Krampfadern können ein Hilferuf deines Körpers darstellen. Indem du dich viel an der frischen Luft aufhältst und beim Laufen soweit es geht auf Schuhe verzichtest, kannst du dieses Chakra befreien. Bezogen auf Yoga empfehlen sich besonders Vorwärtsbeugen oder Standhaltungen, da sie auf die Füße und Beine sowie den Beckenbereich wirken. Wenn das Wurzelchakra ungehindert Energie aufnehmen kann, merkst du dies durch stabiles Selbstvertrauen, Durchsetzungsvermögen und eine gut funktionierende Verdauung.

Oberhalb des Wurzelchakra und etwa eine Hand breit unterhalb des Bauchnabels sitzt das *Sakral- Chakra.* Es steuert vorrangig zwischenmenschliche Aspekte und sorgt dafür, dass wir loslassen und das Leben genießen können – mit allen Aspekten die dazugehören, egal ob es um Kreativität, sexuelle Lust, Beziehungen jeder Art oder die Fähigkeit, den Augenblick zu genießen, geht. Außerdem steuert es den Fluss der körpereigenen Flüssigkeiten, wie Drüsensekrete in Form von Tränen und Schweiß oder das Blut, das durch unsere Adern fließt. Eine Fehlfunktion des Chakras äußert sich durch Verlegenheit in Bezug auf den eigenen Körper, Eifersucht in einer Beziehung, bis hin zu Impotenz. Um es zu reaktivieren, sollst du dich auf das Element Wasser verlassen, da es mit diesem Chakra assoziiert wird. Gehe also Schwimmen oder am Wasser spazieren und versuche jeden Tag wenigstens zwei Liter Flüssigkeit zu dir zu nehmen. Außerdem unterstützen dich alle Asanas, die sich auf den Beckenraum konzentrieren, in deinem Vorhaben. Ein gut funktionierendes Sakral-Chakra äußert sich darin, dass du in der Lage bist, dich auf die Meinung und Gefühle anderer Personen einzulassen und diese zu akzeptieren.

Außerdem wirst du feststellen, dass du dich viel leichter für alles begeistern kannst und darfst dich über ein aktives Sexualleben freuen.

Auf Höhe des Bauchnabels befindet sich das *Solarplexus- Chakra*. Neben unserem Sehnerv beeinflusst es die Persönlichkeit im Allgemeinen. Es sorgt für den Wunsch nach Veränderung, wenn etwas nicht gut funktioniert, und treibt uns beim Erreichen der gesteckten Ziele an. Außerdem versorgt es das vegetative Nervensystem und die umliegenden Organe wie Leber und Galle. Eine Blockade dieses zentralen Chakras bemerkst du, wenn du plötzlich antriebslos bist und an dir selbst keine positiven Eigenschaften mehr entdeckst. Aber auch Aggressivität bis hin zu Wutausbrüchen oder auch Übergewicht sind Warnsignale, denen du Beachtung schenken solltest. Halte dich hin und wieder in der Sonne auf und umgib dich mit beruhigender Musik, um Blockaden zu lösen. Außerdem helfen dir Yogaübungen, die sich auf den Bauchraum konzentrieren, dem Chakra wieder seiner ursprünglichen Funktion zurück zu führen. Anschließend belohnt dein Körper dich mit einer enormen Willenskraft und inneren Stärke.

Das vierte Chakra nennt sich auch *Herz- Chakra*. Wie im romantischen Sinne so oft beschrieben, ist es das Zentrum der Liebe, die wir empfinden, und steuert unsere Selbstlosigkeit, Toleranz und Mitgefühl gegenüber Anderen. Gleichzeitig stärkt es über die Thymusdrüse das Immunsystem und kümmert sich darum, dass Herz und Lunge so gut wie möglich arbeiten. Bei einer Dysfunktion wirst du abgestumpft – neben Allergien und Lungenbeschwerden wie Asthma fällt es dir auch schwerer, Emotionen zu empfinden und für deine Mitmenschen da zu sein. Indem du mit Rückenübungen deine Muskulatur und das Herzkreislaufsystem stärkst, wirst du dich wieder besser fühlen. Außerdem solltest du dich mit Dingen umgeben, die dir guttun.

Wenn du also Lust hast an einen See zu fahren oder einfach mal einen Abend lang auf dem Sofa zu liegen, dann lass dich davon nicht abhalten.

Anschließend wirst du in der Lage sein, Verantwortung für dich und deine Taten zu übernehmen und wandelst dich hin zu einem einfühlsamen und toleranten Menschen.

Im Hals und im speziellen im Kehlkopf sitzt das fünfte Chakra, das *Hals-Chakra*. Es gilt als Chakra der Kommunikation, sowohl nach innen als auch nach außen. Demzufolge ist es dafür verantwortlich, dass dir beim Reden auch Gehör geschenkt wird und du dich durchsetzen kannst, aber auch dafür, dass dein Körper dir seine inneren Wünsche und Bedürfnisse mitteilt. Bei einer Dysfunktion wirst du Probleme haben dich durchzusetzen, überhaupt Worte für das zu finden was du sagen möchtest, und unter Umständen vermehrt an Mandelentzündungen oder Problemen mit der Schilddrüse leiden. Der Trick, um es von Blockaden zu befreien, ist eigentlich sehr einfach: nutze deine Stimme. Sprich, singe und höre Musik. Bei deinem täglichen Yogatraining setzt du vor allem auf Rückenbeugen – und du wirst sehr schnell merken wie einfach es ist, dass dir die Menschen zuhören und dich auch ernst nehmen.

Das dritte Auge oder auch *Stirn- Chakra* bildet das vorletzte Element in der Reihe von Energiekreisen. Mit seinem Sitz zwischen den Augenbrauen überwacht es unsere Intuition und sorgt für einen scharfen und wachen Verstand. Wenn du unter regelmäßigen Kopfschmerzen leidest, dir schnell Sorgen machst oder unter Stress stehst gilt das als Zeichen, dass das Chakra nicht arbeiten kann. Gerade bei Stress kann ich dir folgenden Rat geben: versuche einmal, ein Traumtagebuch zu führen. Während du träumst verarbeitet dein Geist alle Dinge, die du tagsüber bewusst oder unbewusst erlebt hast. Diese Träume kannst du schriftlich festhalten und auf diese Art und Weise Dinge verarbeiten und sie für dich sortieren. Meditationen, die sich auf den Augen- und Stirnbereich konzentrieren, werden dir ebenfalls dabei helfen, das innere Chaos zu sortieren. Nach einiger Zeit darfst du dich über ein gutes Gedächtnis und eine ganz eigene Intuition, also einen sechsten Sinn, freuen.

Am höchsten Punkt deines Kopfes befindet sich das sogenannte *Kronen-Chakra*. Es gilt als Chakra des höheren Wissens und verbindet uns mit dem Universum und allem, woran wir glauben. Indem es frei arbeitet, fühlen wir uns frei in unserem Leben und unseren Entscheidungen. Da es den gesamten Körper versorgt, zeigt sich eine Blockade hier am stärksten im Vergleich zu den anderen Chakren. Neben Immunschwächen und Schlafstörungen entsteht ein Gefühl der inneren Lehre als Vorbote für ernsthafte psychische Erkrankungen. Wenn das so sein sollte, solltest du schnell handeln. Nimm dir die Zeit um wegzufahren, und setz dich auf einen hohen Berg, von dem aus du die Welt betrachten kannst. Das Singen von Mantras wird dir ebenfalls über diesen Berg hinweghelfen. Mir hat damals vor allem geholfen, mich auf einen Aussichtspunkt zu setzen und in Ruhe nachzudenken. Dadurch ist tief in mir ein Gefühl des Friedens entstanden und ich habe mich wieder ausgeglichen gefühlt.

Abgesehen von den einzelnen Funktionen dient jedes Chakra einem individuellen Lebensbereich. Schon vor der Geburt beginnen die Chakren zu arbeiten und entwickeln sich über die Kindheitsphase bis etwa zum siebten Lebensjahr. Gerade unter diesem Aspekt ist es enorm wichtig seinen Kindern ausreichend Aufmerksamkeit und Zuneigung zuzuführen – andernfalls können sich die Energiepunkte nicht vollständig entwickeln, was das ganze Leben immer wieder für Probleme sorgen wird. Mit steigendem Alter entwickelt jeder Mensch eigene Methoden, mit äußerlichen Veränderungen und Einflüssen umzugehen. Dadurch verändert sich auch die Qualität der Chakren und die Art und Weise, wie sie die Energie aus der Umwelt aufnehmen können.

Durch traurige oder prägende Ereignisse und schlechte Lebensumstände im Allgemeinen können sich Blockaden in den Chakren bilden, und die benötigte Energie wird nicht vollständig oder gar nicht aufgenommen.

Durch negative Gefühle wie Neid, Habgier oder Angst kann es außerdem zu Über- oder Unterfunktionen kommen. Dadurch fühlt man sich unwohl und ist unzufrieden mit sich selbst.

Mit Hilfe von speziellen Chakra-Übungen kannst du diese Blockaden beim Yoga lösen. Durch die Atemübungen, Meditationen und körperliche Erschöpfung erlangst du inneres Bewusstsein und kannst deine Makel erkennen, ohne sie zu kritisieren. Wenn du das erreicht hast, lösen sich die Blockaden von ganz allein.

Yoga in der Schwangerschaft

Yoga ist grundsätzlich für jede Personengruppe geeignet – unabhängig des Alters, der Herkunft, der Religion oder des körperlichen Zustandes. Obwohl so etwas bei vielen Dingen behauptet wird, gibt es doch immer wieder eine Personengruppe, die davon ausgeklammert ist: die Schwangeren. Wenn Frauen in Erwartung eines Kindes stehen, müssen sie sich in vielen Bereichen einschränken. Bestimmte Lebensmittel dürfen nicht mehr gegessen werden, und einige körperliche Aktivitäten sind einfach nicht mehr möglich.

Was das Thema Yoga angeht, kann ich dich aber beruhigen. Es ist möglich, und bietet dir sogar einige Vorteile. Durch regelmäßige Übungen kannst du die typischen körperlichen Beschwerden während einer Schwangerschaft, wie beispielsweise Verkrampfungen im Rücken oder in den Beinen, die regelmäßige Übelkeit oder die Tatsache permanent müde zu sein, deutlich reduzieren. Außerdem gibt Yoga einer werdenden Mutter die Möglichkeit, sich noch tiefer mit dem ungeborenen Baby zu verbinden. Gerade durch die Meditationen wirst du vom Alltag abgeschnitten, zumindest für einen kurzen Moment. Du kannst dich auf dich selbst und auf dein Inneres besinnen, und so für dein Kind und dich Ruhe und Gelassenheit sowie eine tiefe Bindung erlangen.

Als Besinnung auf das eigene Selbst hilft dir Yoga dabei, dich auf diese aufregende Zeit sowohl emotional und geistig als auch körperlich einzulassen.

In alternativen Kursen wird Yoga häufig für die Vorbereitung auf die Geburt angewandt. Bestimmte Positionen und Figuren öffnen den Beckenboden- sowie Hüftbereich und stärken die Muskulatur in den Beinen. Durch gezielte Atemübungen, die so genannten Pranayamas, werden innere und äußere Blockaden gelöst und du wirst optimal auf den anstrengenden Vorgang während der Geburt vorbereitet. Wenn du innerlich entspannt bist, ist auch dieser Prozess zumindest etwas gelassener als bei "normalen" Menschen, die sich gegen Yoga während der Schwangerschaft entscheiden.

Dennoch sind die Übungen für Schwangere im Vergleich zu den standardisierten Übungen etwas anders gestaltet. Hier geht es nicht darum seine Grenzen zu erreichen und darüber hinaus zu wachsen. Das ungeborene Kind steht im absoluten Vordergrund und die Übungen werden unter Berücksichtigung dieses Aspektes gestaltet. So wird beispielsweise auf das Training der Bauchmuskulatur vollständig verzichtet. Im Gegenteil wird genau dieser Bereich immer locker und entspannt gehalten. Alle Drehungen, die normalerweise beim Yoga üblich sind, werden vom Lendenwirbelbereich weg auf den Oberkörper konzentriert. Dadurch soll vermieden werden, dass das Baby eingeengt oder abgeschnürt wird. Als schwangere Frau muss man vermehrt darauf achten, bestimmte Positionen nicht zu lange einzunehmen. Übungen, die die Balance stärken sollen, sind in diesem Fall eher ungünstig und sollten mit Hilfe einer Wand oder anderen Stütze durchgeführt werden. Da das Hormon Relaxin während einer Schwangerschaft vermehrt ausgestoßen wird, ist man als Frau nun zumindest theoretisch beweglicher und dehnbarer. Daher sollte man nun umso mehr beim Yoga auf die richtige Körperhaltung achten.

Die yogische Lehre hat spezielle Übungen entwickelt, um den Rücken der schwangeren Frau zu stärken und ihn gleichzeitig zu entlasten. Da du während einer Schwangerschaft deinen Bauch die ganze Zeit vor dir herträgst, sind die Übungen so ausgelegt, dass du ihn währenddessen zu dir hinziehst und dadurch den Lendenwirbelbereich stärken kannst.

Durch Seitendehnungen oder der einfachen Tatsache, sich auf die Seite zu legen und ein Kissen zwischen Knie und Kopf zu legen, gibst du deinem Rücken die Möglichkeit zu entspannen – ein wunderbares und sehr erleichterndes Gefühl. Spezielle Atemübungen und regelmäßige Meditationen helfen der werdenden Mutter, sich auf die folgenden Wehen einzulassen anstatt dagegen anzukämpfen, und so die Geburt als solche weniger anstrengend zu gestalten.

Zu den üblichen Utensilien wird Schwangeren auch immer zu weiteren Hilfsmitteln geraten. So solltest du zum Beispiel immer einige Decken bei dir haben, die du bei Bedarf falten und unter deine Knie legen kannst, falls sie anfangen zu schmerzen. Bei der Meditation kannst du dich ebenso damit zudecken, um nicht zu frieren. Gleichzeitig gibt es Yogablöcke und Yogarollen. Diese helfen dir, wenn du bei Übungen den Boden nicht mehr erreichen kannst, und gerade die Rollen funktionieren analog zum klassischen Stillkissen. Du kannst sie dir also beim Schlafen auch zwischen die Beine legen. Solltest du unter Kopfschmerzen leiden, rät dir Yoga zu Lavendelöl, das du auf deinen Schläfen einmassieren kannst. Sie lindern die Beschwerden und helfen weiter bei der Entspannung.

Auch beim Yoga wird in die verschiedenen Trimester unterschieden. Im ersten Trimester bist du zwar bereits schwanger, hast aber noch keinen großen runden Bauch, und leidest eher unter Übelkeit als unter Rückenschmerzen. Auch deine Umstehenden sehen noch nicht wirklich, dass du schwanger bist, und gegebenenfalls hast du die Tatsache für dich selbst noch gar nicht richtig realisiert. Wenn du bereits erfahrener mit Yoga bist, kannst du hier natürlich weiter vorsichtig Übungen machen, bei Neulingen wird aber eher davon abgeraten. Leider sind die ersten drei Monate einer Schwangerschaft sehr risikoreich in Bezug auf Fehlgeburten und eine falsche Bewegung könnte so etwas begünstigen. Das speziell für werdende Mütter ausgelegte Yoga lebt mit der Grundbasis des Gefühls, in seinem Körper nicht mehr allein zu sein. Erst wenn dieses Gefühl auch tatsächlich in deinem bewussten Denken angelangt ist, solltest du mit den Übungen beginnen.

Das zweite Trimester wird oft als schönster Moment der Schwangerschaft bezeichnet. Man sieht dir bereits an, dass du schwanger bist, da deine Brüste wachsen und dein Bauch allmählich die typischen Rundungen annimmt. Die Übelkeit ist vorbei und du hast dich an den Gedanken gewöhnt, dass deine Familie bald ein weiteres Mitglied haben wird. Du hast in dieser Zeit womöglich auch mehr Energie, und Yoga kann dich sehr gut dabei unterstützen, diese positiv umzusetzen. Vermeiden solltest du lediglich Übungen in Bauchlage, sowie auf und ab zu hüpfen.

Im letzten Trimester wirst du dich sprichwörtlich wie ein Wal fühlen. Du kannst deine Füße nicht mehr sehen, weil ein Bauch im Weg ist und leidest unter Umständen unter Sodbrennen, dicken Knöcheln sowie Füßen und Wassereinlagerungen im Körper. Physiologisch betrachtet weicht sich während der gesamten Schwangerschaft dein Gewebe auf – das ist nötig, um deinem Baby den benötigten Platz zu geben und die Geburt abhalten zu können. Spezielle Übungen, wie beispielsweise Viparita Karani helfen dir, diese Einlagerungen an den nicht benötigten Stellen zu reduzieren. Hierfür solltest du dir ein Kissen unter den Hintern legen und deine Füße an die Wand lehnen. Bedenke jedoch immer, sobald du das Gefühl hast, dass es irgendwo drückt oder unbequem ist, die Übung sofort zu unterbrechen. Vor allem Atemübungen und Meditationen sind sehr hilfreich, um eventuellen Sorgen und Ängsten vorzubeugen.

Doch selbst beim Yoga gibt es einige Momente, wo von der Ausführung der Übungen abgeraten wird.

Ist der Muttermund bereits geöffnet, solltest du von einer sitzenden Übung absehen. Bei dem Verdacht einer Frühgeburt oder eine tief liegende Plazenta ist es wichtig, zumindest vorher mit dem Arzt Rücksprache zu halten, bevor du mit den Übungen beginnst.

Im Zweifelsfall kann er dir immer am besten sagen, was für dich und vor allem für dein Baby gesund sind. Solange sich die Übungen für dich gut anfühlen und weder du noch dein Kind gesundheitliche Beschwerden haben, kannst du damit bis zum Tag der tatsächlichen Geburt für Entspannung und Wohlbefinden sorgen.

Abnehmen mit Yoga

Neben der Akzeptanz des eigenen Selbst stellt für viele Menschen ein anderes Ziel die Motivation dar, um sich in neue Erfahrungen wie beispielsweise Yoga zu stürzen: Abnehmen und Gewicht reduzieren. Auch wenn das große Ziel beim Yoga absolut nicht darin liegt, ist es dennoch möglich, durch die Meditationen und verschiedenen Übungen einige Pfunde purzeln zu lassen. Ich kann diese Motivation sehr gut nachvollziehen – sieht man sich Bilder oder Videos von den Übungen an, betrachtet man stets und ständig schlanke, bewegliche Menschen, die ausgeglichen wirken und im Reinen mit sich selbst sind. Wer möchte das nicht auch? So wird man getrieben von dem Wunsch, irgendwann einmal genau so auszusehen wie die Personen, auf die man blickt.

Beim Yoga birgt sich aber genau in diesem Bestreben der größte Fehler, der das Experiment in vielen Versuchen scheitern lässt. Aus einer solchen Motivation heraus mit den Übungen zu beginnen, wird nicht dafür sorgen, dass du abnimmst und dich besser fühlst, sondern das genaue Gegenteil bewirken. Yoga lebt nach dem Gedanken, dass Menschen eigentlich nur aus Bewusstsein bestehen. Wenn Körper und Seele nicht in Einklang sind – und das sind sie nicht, sobald dein Kopf deinen Körper durch den übertriebenen Ehrgeiz dazu zwingt, Übungen zu machen, die sich, nüchtern betrachtet, nicht richtig anfühlen – wirst du auch mit Yoga keinen Erfolg haben, und weder geistige Erholung noch ein reduziertes Gewicht erfahren.

Im Gegenteil, es kann sogar passieren, dass du noch mehr an Gewicht zulegst und dich zunehmend unwohl mit dir selbst und deinem Körper fühlst.

Es geht darum, zuerst sich selbst zu akzeptieren, bevor man tatsächlich etwas verändern kann. Dieses Grundprinzip sollte verstanden und verinnerlicht werden. Durch Yoga bekommt dein Körper mit all seinen Bestandteilen die Möglichkeit, dir zu zeigen was er tatsächlich benötigt für ein glückliches und ausgewogenes Leben. Permanent an sich selbst zu kritisieren hat aber nichts mit Selbstakzeptanz zu tun. Du wiegst also fünf Kilogramm mehr als du aus deiner Wahrnehmung solltest, und entsprichst dadurch nicht dem Ideal, welches uns in Zeitungen und der Werbung gezeigt wird – na und? Wenn du dich mit dir selbst nicht wohlfühlst, weil dir durch zu hohem Gewicht die Luft wegbleibt, und die Knie schmerzen, ist das etwas Anderes. Dann ist der Wunsch abzunehmen von innen motiviert und hat tatsächlich einen fundierten Grund. Niemand verbietet dir, dich für deinen Körper zu interessieren – es ist aber wichtig, dass der Grund aus dir selbst heraus rührt und nicht von einer anderen Person, einer Werbung oder der Umwelt motiviert ist. Solltest du aber nur aus dem Drang heraus mit Yoga beginnen, genauso auszusehen wie die Person neben dir, ist dies wenig förderlich. Du wirst nur Erfolg haben, wenn du mit dir selbst leben kannst, völlig egal in welcher Konstitution du dich befindest.

Um diese Akzeptanz mit dem eigenen Körper zu erlangen – ein Gefühl, das du auch nach außen hin ausstrahlen wirst – gibt es einige einfache Tipps, an die du dich zuerst halten solltest.

Zuerst ist kein Mensch mit einem anderen vergleichbar. Dementsprechend muss eine Meditationsübung für dich nicht gleich entspannend wirken, nur weil sie dir von deiner Nachbarin empfohlen wurde. Probiere dich in verschiedenen Techniken und Übungen aus, und sobald du etwas gefunden hast womit du dich wohl fühlst, bleib dabei und halte daran fest. So findest du deinen ganz eigenen Stil und kannst auch erfolgreich Gewicht reduzieren.

Die meisten Personen sind von einer Art Perfektionismus und Wettbewerbsgefühl getrieben. Dies ist beim Yoga jedoch fehl am Platz und wird dich in deinen Zielen nicht weiterbringen. Wenn du dich für ein Studio entscheiden solltest, versuche am besten eines zu finden, das sehr spirituell ausgerichtet ist. Die Ruhe und Entspannung werden sich auf dich übertragen. Mir ist klar, dass Yoga auch in einigen Fitnessstudios gelehrt wird – allerdings ist hier die Wirkung eher verfälscht. Generell ist es hilfreich, dir Menschen zu suchen, die ebenfalls Yoga praktizieren. Dadurch hast du Gleichgesinnte, die dich auf deinem Weg unterstützen können.

Viele Personen leiden unter dem Problem, dass sie durch Stress zunehmen. In aufregenden Momenten produziert dein Körper mehr Adrenalin und verbraucht im Allgemeinen zusätzliche Energie – dadurch bist du schneller erschöpft und außerdem bekommst du Hunger. Achte einmal einen Tag lang genau auf die Signale deines Körpers. Wann fängt dein Rücken plötzlich an zu schmerzen, wie oft musst du gähnen und wie regelmäßig oder unregelmäßig ernährst du dich? Auch wenn wir es meist ignorieren, teilt er uns sehr genau mit, welche Bedürfnisse er hat. Auf diese Art und Weise kannst du auch genau ergründen, welche Absichten hinter der Unzufriedenheit mit dir selbst stehen. Die Atemübungen beim Yoga können dir dabei helfen, dich genau darauf zu konzentrieren, du solltest dich jedoch mit allen Sinnen darauf einlassen. Du wirst überrascht sein wie schnell du deinen Körper verstehst, und wie er dir zeigen kann, welche Bedürfnisse er tatsächlich hat. Die Signale sind da, du musst nur darauf hören und dich danach richten.

Unabhängig von den persönlichen Bedürfnissen eignen sich bestimmte Yoga-Stile besser als andere, um nachhaltig abzunehmen. Während du beispielsweise beim klassischen Yoga immer eine bestimmte Position einnimmst und in dieser für einige Zeit verweilst, gibt es dynamischere Möglichkeiten, die dich in permanenter Bewegung halten.

Das bedeutet, du spannst und entspannst deine Muskeln die ganze Zeit und verbrennst dadurch automatisch durchgehend Kalorien.

Eine der anstrengendsten, jedoch auch wirksamsten Stile nennt sich Ashtanga Yoga. Unter Beobachtung deines Lehrers führst du bei jedem Atemzug eine andere Bewegung durch – das ist sehr anstrengend und gerade am Anfang wirst du früher oder später sehr erschöpft sein – aber die Wirkung in Bezug auf Kondition und Muskelaufbau ist enorm. Da die Übungen täglich durchgeführt werden sollen, wirst du bereits nach wenigen Wochen eine Veränderung bemerken. Ich weiß, auch Wochen klingt nach einem langen Zeitraum. Wenn du dir aber nicht gerade den Magen verkleinern lassen willst, wovon ich dringend abrate, gibt es keine sofortige Lösung, um abzunehmen. Egal wie, es erfordert Zeit und Ausdauer und ein gewisses Durchhaltevermögen. Du wirst aber sehen, dass sich die Mühe lohnt, sobald du die ersten Veränderungen bemerkst oder auch nur wenn du feststellst, dass du die Übungen fünf Minuten länger durchhältst als noch in der Woche zuvor.

Eine Alternative bietet dir das Power Yoga. Da es auf Ashtanga Yoga basiert, sind die Übungen ähnlich, aber einfacher gehalten. Das große Augenmerk liegt auch hier darin, die Atmung und die Bewegung in Einklang zu halten. Dadurch erzeugst du den so genannten Flow, also einen stetigen Fluss von Energie durch deinen Körper.

Im Jivamukti Yoga werden klassische Übungen mit tänzerischen Elementen verbunden. Diese Form stammt aus Amerika und ist hier sehr beliebt. Gerade in den großen Städten ist es nahezu unmöglich, eine wirklich ruhige Atmosphäre zu schaffen – daher werden diese Übungen und Techniken bei lauter Musik ausgeführt und moderner gehalten. Gerade die Amerikaner verbinden diese Übungen mit einem vegetarischen oder veganen Lebensstil. Ob dies das richtige für einen ist, darf jeder Mensch für sich selbst entscheiden, denn wir alle sind ja individuell.

Auch in der klassischen Yogalehre gibt es bestimmte Übungen, die die Muskeln besonders beanspruchen und daher das Gewicht schneller reduzieren. Ein regelmäßiger Sonnengruß am Morgen wird dir hierfür die erste Hilfestellung geben. Gerade wenn man tagsüber, bedingt durch Arbeit und private Termine, nicht unbedingt die Zeit hat, sich eine Stunde mit Yoga zu beschäftigen, hilft diese Übung dabei, den Körper zu aktivieren. Zehn Sonnengrüße nehmen lediglich zehn bis fünfzehn Minuten in Anspruch, haben jedoch nach einiger Zeit eine enorme Wirkung auf Körper, Geist und Muskulatur.

Im Allgemeinen eignet sich jede Form von Standhaltung, um deine Muskeln aufzubauen. Die verschiedenen Kriegerstellungen im Yoga bilden eine perfekte Basis. Um sie vernünftig auszuführen, solltest du all deine Muskeln anspannen und aktiv nutzen. Nebenbei sorgst du mit diesen Stellungen auch für innere Balance und steigerst durch die aufrechte Haltung dein Selbstwertgefühl.

Yoga für Rollstuhlfahrer

Dieses Thema mag auf den ersten Blick vielleicht befremdlich klingen. Ich habe in meinem engeren Freundeskreis eine Frau, die an einer Krankheit leidet, welche sie in ihrer Mobilität einschränkt – auf Grund dessen ist sie an den Rollstuhl gebunden und in ihrer Beweglichkeit stark eingeschränkt. Eines Tages kam sie auf mich zu um sich zu erkundigen, für wen Yoga denn generell geeignet ist. Meine Antwort darauf war, dass es sich für jede Personengruppe eignet, völlig egal welchen Alters und welcher Konstitution. Bedingt durch die mangelnde Beweglichkeit hat sie im Laufe der letzten Jahre natürlich an Gewicht zugenommen. Auch wenn sie sich damit arrangiert hat im Rollstuhl zu sitzen, ist das ein Punkt, der sie wirklich sehr stört. Bevor ihre Krankheit aufkam, war sie Leichtathletin und bis heute sieht sie sich regelmäßig die Bilder an und zeigt uns, was sie für eine wundervolle Figur hatte und welches Selbstbewusstsein sie damals ausstrahlte.

Ich habe mit ihr zusammen recherchiert und im Zuge dessen festgestellt, dass es selbst für Personen mit eingeschränkten Bewegungsmöglichkeiten Übungen im Yoga gibt – und ihr diese vorgeschlagen. Die Übungen werden alle im Sitzen durchgeführt und sind mit ein bisschen Hilfe auch auf diese Art und Weise absolvierbar.

Sie stammen aus dem Bereich des Kundalini Yoga und haben neben körperlicher Ertüchtigung vor allem Entspannung als Ziel. Als meine Freundin auf mich zukam erklärte sie mir, dass sie sich wünschte, auch ab und an mal nicht an ihre Krankheit denken zu müssen, sondern sich einfach als freier, unabhängiger Mensch zu fühlen. Dennoch war sie unsicher, ob die Übungen bei ihr eine Wirkung erzielen können. Wir haben daraufhin mit Atemübungen begonnen, wie dem Meeresrauschen- Atmen und den Pranayamas, die ebenfalls in diesem Ratgeber erklärt sind. Sie saß währenddessen weiter in ihrem Rollstuhl und ich habe mich ihr gegenüber auf einen normalen Stuhl gesetzt, damit wir auf Augenhöhe arbeiten können. Ihre persönliche Erde waren die Fußstützen des Rollstuhles und wir stellten fest, dass sie bereits nach einigen Tagen ruhiger und gelassener wurde und eine aufrechtere Haltung eingenommen hat. Durch die bewusste Atmung erlangte sie Entspannung – eine Technik, die sie bis heute anwendet, wenn sie dazu neigt, sich aufzuregen oder ihr gewisse Dinge zu stressig werden.

Durch das lange und ständige Sitzen hatte sie Probleme mit Schulter und Nacken und mit dem Gesäß, da dieses hin und wieder einschlief. Auch in diesem Fall konnte ich mit Yoga Abhilfe schaffen. Es ist nur logisch, dass wir keinen Sonnengruß üben konnten – ich habe aber festgestellt, dass die Kraft, die ihr in den Beinen fehlt, in doppelter Menge in den Armen enthalten ist. Also haben wir gemeinsam nach zwei bis drei Übungen gesucht, die sie jederzeit durchführen kann. Seitdem geht sie noch gelassener mit der Tatsache um, dass sie nun einmal nicht frei laufen kann als bisher, und strahlt eine ganz neue Art von eigenem Bewusstsein aus. Ich möchte dir nun kurz erklären, welche Übungen sie beinahe täglich nutzt – vielleicht helfen sie dir ebenfalls, da du sie auch sitzend am Arbeitsplatz ausüben kannst oder du jemanden kennst, der ebenfalls im Rollstuhl sitzt.

DIE KATZE

Bei dieser Übung hält man sich am vorderen Teil des Rollstuhles fest oder legt die Arme auf die Oberschenkel kurz vor die Knie. Während man ausatmet versucht man, das Kinn so weit wie möglich in Richtung Brustkorb zu bringen und neigt den Oberkörper nach vorn. Wenn sich dabei ein Buckel bildet ist das nicht schlimm, sondern sogar Sinn der Sache. In dieser Position kann man nun für einige Atemzüge verweilen, bevor man sich langsam wieder zurück in seine ursprüngliche Position begibt. Die Haltung streckt die Rücken- und Nackenmuskulatur und beugt einer Verkürzung der Bänder und Sehnen vor. Außerdem hilft sie gegen Kopfschmerzen.

DIE KUH

Die Grundhaltung ist die gleiche – man stützt sich an den Armlehnen des Rollstuhles ab oder legt die Hände auf die Überschenkel. Hier wird das Kinn jedoch nach oben in Richtung Himmel geneigt, man schiebt den Brustkorb nach vorne und legt den Kopf langsam in den Nacken. Auch in dieser Haltung soll man für einige Atemzüge verbleiben. Auf diese Art und Weise strecken sich die Sehnen im Hals.

DER ADLER

Diese Übung dient der Dehnung der Arm- und Schultermuskulatur. Während man einatmet, streckt man die Arme so weit wie möglich über den Kopf hinaus. Beim Ausatmen werden die Unterarme ebenfalls über dem Kopf gekreuzt, sodass sich die Handrücken berühren. Die Position soll für etwa eine halbe Minute eingenommen werden. Dabei kann man die Handrücken ruhig mit etwas Druck aneinander bringen, das kräftigt die Muskulatur.

Yoga in Bezug auf Religion

Obwohl Yoga grundsätzlich aus dem Hinduismus und Buddhismus stammt, ist es keine rein religiös motivierte Sportart. Auch wenn Religion per Definition dem Ziel dient, sich mit einer höheren Wirklichkeit wie etwa Gott zu verbinden und eine Rückbesinnung zu erlangen, also ähnlich wie beim Yoga, sind es doch zwei verschiedene Dinge, die klar getrennt werden müssen. Yoga bedeutet übersetzt so viel wie Einheit, Verbindung oder aber auch Disziplin und Bemühung – das lateinische Wort "religio", also die Übersetzung des deutschen Begriffes Religion, wird erklärt mit Sorgfalt oder Wiederverbindung – Parallelen sind dementsprechend nicht zu leugnen. Am deutlichsten bemerkt man den Unterschied dennoch daran, dass Yoga in verschiedenen Religionen, wie beispielsweise dem Hinduismus oder dem Buddhismus, praktiziert wird. Es gilt eher als Tradition, welche Menschen aller Art die Möglichkeit bietet, neue Erfahrungen zu sammeln und sich selbst besser wahrzunehmen. Gleichzeitig wird Gott, oder jede Form einer göttlichen Figur, im Yoga nicht als übergestelltes Wesen, sondern als Person auf Augenhöhe angesehen, mit der man sich durch innere Ruhe und Ausgeglichenheit gleichstellen kann.

Gerade bei Buddhismus und Hinduismus soll Yoga dabei unterstützen, aus dem Kreislauf der Wiedergeburt herauszubrechen. Dies ist das Ziel in dieser Glaubensrichtung. Nur wer dem Kreislauf entfliehen kann, darf seine restliche Zeit bei den Buddhisten im Nirvana, und den Hinduisten im Moksha verbringen, und muss nicht mehr auf der Erde in einem weiteren Zyklus verweilen.

Yoginis führen ihre Übungen in der Annahme durch, dass jeder Mensch und jedes andere Lebewesen auf unserem Planeten über göttliche Kräfte verfügt – diese müssen nur ans Tageslicht gebracht werden.

Yoga kann durchaus spirituelle Züge annehmen, muss es jedoch nicht. Entscheiden sich gläubige Personen für Yoga, sieht die Lehre auch hier vor, einen besseren Menschen zu entwickeln. Dabei ist es irrelevant ob es sich um Christen, Muslime, Buddhisten oder Schamanen handelt. Neben spirituell gesteuertem Yoga, bei dem es bis zu einem gewissen Grad tatsächlich auch darum geht, sich auf das Göttliche zu besinnen, ist vor allem in der westlichen Welt das sakuläre Yoga von großer Bedeutung. Dieses dient der Gesundheit und Entspannung und beinhaltet keinerlei religiöse Aspekte und Gesichtspunkte.

Entscheidest du dich für eine Religion, bist du automatisch an bestimmte Rituale, wie etwa Gebetsstunden oder Fastenzeiten, gebunden. Auch folgst du einem bestimmten Glauben, von dem es keine Ausnahmen und keinerlei Abweichung gibt. Im Yoga bieten sich dir verschiedene Möglichkeiten an - Übungen und Meditationen, zwischen denen du frei entscheiden darfst. Gleichzeitig schreibt dir niemand bestimmte Zeiten oder Fristen vor, da das vorrangige Ziel darin besteht, sich mit sich selbst wohl zu fühlen und mehr innere Harmonie zu erlangen. Du darfst auch jederzeit frei wählen, wann du welche Übung durchführen möchtest.

Grundsätzlich gibt es trotzdem unterschiedliche Auffassungen der Frage, ob Yoga nun eine Religion darstellt oder eben nicht. Die hinduistischen Wurzeln lassen sich nicht verleugnen, durch die Entwicklung im Zuge der Moderne und den Einfluss von Europa und Amerika lassen sich aber auch Tendenzen abseits jedes Glaubens nicht abstreiten. Im Zweifelsfall darfst du immer frei wählen, ob du lieber etwas spiritueller angehaucht trainieren möchtest oder es vorziehst, dich ausschließlich auf eine bessere Gesundheit sowie allgemeinen inneren Frieden zu konzentrieren.

Yoga und Ernährung

Neben Körperübungen, Entspannungstechniken und Atemübungen umfasst Yoga im weiteren Sinne auch das positive Denken sowie eine gesunde Ernährung.

Gesundheit ist nach dem ganzheitlichen Prinzip des Yoga erst dann erreicht, wenn der Mensch sich rundum wohlfühlt. Die Lebensqualität soll sich durch die Yoga-Praxis und die yogische Ernährung deutlich steigern. Dabei ist die gesunde Ernährung nicht nur eine Kräftigung für unseren Körper, sondern auch für den Geist.

Mit Yoga ist es möglich, Krankheiten vorzubeugen und die Symptome bestehender Krankheiten zu lindern. Für die yogische Ernährung lassen sich wichtige Ernährungsregeln aus dem Yoga Sutra von Patanjali ableiten. Das Nijama „Saucha", aus dem achtgliedrigen Yoga-Pfad nach Patanjali, spielt auch bei der Ernährung eine entscheidende Rolle.

Es geht um Reinheit, alle verzehrten Lebensmittel sollen möglichst Bio-Qualität aufweisen, um den Körper nicht mit Chemikalien zu belasten. Giftstoffe nehmen wir allerdings auch unbewusst auf - durch stilles Wasser und Kräutertee können wir unserem Körper jedoch die Ausleitung dieser erleichtern.

Für unseren Körper ist es ebenso nicht gut, gesundes Essen herunterzuschlingen.

Auch eine dogmatische und extreme Ernährungsweise gilt als nicht wohltuend. Sinnvoll ist daher die langsame Ernährungsumstellung, um zu spüren, was dem Körper guttut.

Nach dem Yama „Ahimsa“ sollten wir außerdem nur Lebensmittel verzehren, die gewaltfrei produziert wurden. Des Weiteren sollen wir laut den Yamas „Asteya“ und „Aparigrapha“ ebenso nicht stehlen und nicht gierig sein.

Es macht daher Sinn, regionale, saisonale und fair produzierte Lebensmittel zu kaufen.

Nach der Yoga-Philosophie werden die Lebensmittel in drei Eigenschaften aufgeteilt; es gibt sattwige, tamasige und rajasige Nahrungsmittel. Tamas bedeutet hierbei Trägheit, Rajas bedeutet Unruhe und Sattwa beschreibt die Leichtigkeit.

Rajasige Nahrungsmittel sind zum Beispiel schwarzer Tee und Kaffee, sehr scharfes Essen und raffinierter Zucker. Diese Lebensmittel lassen unseren Geist nervös und unruhig werden und sollten daher möglichst gemieden werden. Diese Ernährungsweise kann uns emotional aufwühlen.

Rajasige Nahrungsmittel lassen uns kurzfristig glauben, wir hätten unendlich Energie. Dadurch neigen wir dazu, uns auszupowern. Auch schnelles Essen oder das Herunterschlingen von Speisen, ebenso wie das nicht ausreichende Kauen, wirkt rajasig. Esse daher langsam und entspannt. Faste einen Tag in der Woche, oder zumindest einen halben, und greife auf frische und naturbelassene Lebensmittel zurück.

Durch schwere, dunkle (tamasige) Nahrung werden wir hingegen träge und nehmen viele Giftstoffe auf. Zu den tamasigen Nahrungsmitteln zählen zum Beispiel verkochte, unreife und faule Lebensmittel, aber auch Fertiggerichte. Auch Fleisch, Fisch, Tabak, Drogen und Alkohol zählen zu diesem Bereich. Zu viel Essen ist ebenfalls tamasig.

Tama ist im Grunde jedes Lebensmittel, welches schwer und träge macht. Auch zu wenig Essen gehört zu dieser Ernährung, denn wer zu wenig isst, fühlt sich schwach.

Als eine ideale Ernährungsweise, nicht nur für Yoga-Praktizierende, gilt die sattwige Ernährung. Der Körper erhält hierbei genügend wertvolle Nährstoffe. Körper und Geist erhalten mehr Energie und der Geist wird klar.

Zu den sattwigen Lebensmitteln gehören Vollkornprodukte, Hülsenfrüchte, Kartoffeln, Tofu, Sojamilch, Gemüse und Salat. Es gibt jedoch keine vordefinierten Empfehlungen, wieviel von jeder Menge der Yogi zu sich nehmen soll, da jeder Organismus verschieden ist. Außerdem hat jeder Körper andere Bedürfnisse, aufgrund der unterschiedlich ausgeprägten Umwelteinflüsse.

Vegetarische Ernährung ist für Yogis auch deshalb wichtig, da im Sanskrit Ahimsa Gewaltlosigkeit gelehrt wird. Vegetarische Ernährung ist außerdem reich an Nährstoffen und Ballaststoffen, sowie kalorienärmer als die Ernährung mit Fleisch und Fisch.

Yogis sollten außerdem genug trinken, empfohlen werden bis zu 3 Liter am Tag. Möglichst Wasser und ungesüßte Kräutertees sollten hierbei zu sich genommen werden.

Mit gesunder Ernährung, körperlichen Übungen, Atemübungen, Mediation und Geistestraining kann Yoga zum erfüllenden Lebensstil werden. In der Bhagavad Gita wird erklärt, dass Yoga in allem was wir tun, sein kann. Der achtgliedrige Yoga-Weg nach Patanjali dient hierfür als Wegweiser.

Genussvolle Rezeptideen für Yogis

SÜẞER BULGUR

Zutaten für 4 Portionen:

- 120 g Bulgur
- 2 Birnen
- 200 ml Wasser
- 200 ml Milch
- 100 g Mandeln, geschält
- 3 EL Ghee
- 2 EL Rohrzucker
- 1 TL Kurkuma
- 1 TL Zimt
- ½ TL Salz

Zubereitungszeit: 20 Minuten

Zubereitung:

1. 2 EL Ghee in einer Pfanne zerlassen. Dann den Bulgur in die Pfanne geben und darin anrösten.

2. Währenddessen werden Milch und Wasser in einen Topf gegossen und beides zusammen zum Kochen gebracht. Mit Zimt, Zucker, Salz und Kurkuma würzen.

3. Nun den Bulgur ebenfalls in den Topf geben, vom Herd nehmen und alles für 15 Minuten quellen lassen.

4. In der Zwischenzeit werden die Mandeln in einer beschichteten Pfanne bei mittlerer Wärmezufuhr angeröstet.

5. Nun die Birnen waschen, entkernen und in dünne Scheiben schneiden.

6. In einer Pfanne das restliche Ghee zerlassen und die Birnenscheiben darin anbraten.

7. Zum Schluss wird der Bulgur zusammen mit den warmen Birnenscheiben und den gerösteten Mandeln auf Tellern angerichtet.

BOHNEN-REISSALAT MIT FETA

Zutaten für 2 Portionen:

- 1 Tasse Reis
- 1 kleine Dose Kidneybohnen
- 2 Handvoll grüne Bohnen
- 1 Packung Feta-Käse
- 1 Zwiebel
- 1 Zitrone
- 1 Mango
- 1 Bund Petersilie
- 2 EL Olivenöl
- 1 EL Zucker
- 2 Kardamomkapseln
- Salz

Zubereitungszeit: 35 Minuten

Zubereitung:

1. Die grünen Bohnen unter fließendem Wasser ordentlich abspülen und kleinschneiden. Dann einen Topf auf den Herd stellen und die Bohnen darin garen.

2. In der Zwischenzeit wird der Reis in einen zweiten Topf gefüllt und zusammen mit Wasser bissfest gegart.

3. Nun die Mango schälen und kleinschneiden. Die Petersilie waschen und hacken. Die Kidneybohnen unter fließendem Wasser gründlich abspülen. Die Kardamom-Kapseln öffnen und das Kardamom herausholen. In einen Mörser geben und zerstoßen. Alles gut miteinander vermischen.

4. Die Zwiebel schälen, halbieren und würfeln. Das Öl in einer Pfanne erhitzen und die Zwiebel glasig andünsten.

5. Die Zitrone halbieren und auspressen. Den Zitronensaft zusammen mit Zwiebeln, Olivenöl und Zucker in den Mixer geben und fein zu einem Dressing pürieren.

6. Anschließend werden die Bohnen und der Reis abgegossen und gemeinsam in eine Schüssel gefüllt. Mit dem Zwiebeldressing anmachen.

7. Ein Backblech mit Backpapier auslegen und den Feta darauflegen. Bei 150° C kurz erwärmen und diesen zusammen mit dem Salat garnieren.

ERBSENPÜREE MIT GEBRATENER PAPRIKA

Zutaten für 4 Portionen:

- 2 Paprikaschoten, rot und gelb
- 2 Schalotten
- 500 g Erbsen, TK
- 50 g Butter
- 1 Limette
- 3 EL Olivenöl
- 2 EL Sojasahne
- 3 Zweige Minze
- 1 TL Currypulver
- 1 EL Kräuter der Provence
- ¼ TL Muskatnuss, gemahlen
- 1 TL Salz
- 1/3 TL Pfeffer

Zubereitungszeit: 30 Minuten

Zubereitung:

1. Die Paprikaschoten waschen, entkernen und in Streifen schneiden. Dann die Schalotten schälen, halbieren und fein würfeln. Die Limette ebenfalls halbieren und auspressen. Die Minze putzen und hacken.

2. Nun das Olivenöl in einer Pfanne erhitzen und die Paprikastreifen 5 Minuten darin anbraten. Mit Curry würzen.

3. Anschließend Butter in einem Topf erhitzen und die Schalotten für 3 Minuten glasig dünsten.

4. Jetzt die Erbsen zusammen mit Limettensaft und Sojasahne ebenfalls in den Topf geben und alles gut vermengen. Zugedeckt bei mittlerer Hitze für 8 Minuten garen. Mit Minze, Kräuter der Provence, Salz, Pfeffer und Muskatnuss abschmecken und weiter garen.

5. Die Erbsen und den restlichen Topfinhalt mit dem Stabmixer pürieren. Das Erbsenpüree auf Tellern anrichten und mit den Paprikastreifen garnieren.

COUSCOUS-BÄLLCHEN

Zutaten für 4 Portionen:

- 1 Glas Kichererbsen
- 500 g Staudensellerie 150 g Couscous
- 250 ml Orangensaft
- 250 ml Gemüsebrühe
- 250 g Cocktailtomaten
- 250 g Zucchini
- 4 Zwiebeln
- 1 Knoblauchzehe
- 4 EL Öl
- 2 ½ EL Agavendicksaft
- 1 EL Orangen-Senf-Soße
- 1 EL Tomatenmark
- 1 TL Zitronensaft
- 1 EL gehackte Petersilie
- 35 g Speisestärke
- Kreuzkümmel
- Salz und Pfeffer

Zubereitungszeit: 80 Minuten

Zubereitung:

1. Die Zwiebeln schälen, halbieren und würfeln.

2. 1 EL des Öls in einer Pfanne erhitzen und die Hälfte der Zwiebeln darin glasig dünsten. Mit 150 ml Wasser ablöschen und dem Orangensaft auffüllen. Den Couscous hinzugeben und für 5 Minuten quellen lassen.

3. Anschließend die Stärke zusammen mit dem Zitronensaft, einem ½ EL Agavendicksaft und der Orangen-Senf-Soße unter den Couscous mengen und mit Salz, Pfeffer und Kreuzkümmel abschmecken.

4. Den Sellerie putzen und in Rauten schneiden. Die Kichererbsen abtropfen lassen. Die Zucchini waschen, die Enden entfernen und in Würfel schneiden. Die Tomaten waschen. Den Knoblauch schälen und fein hacken.

5. In einer zweite Pfanne 1 EL Öl erhitzen und darin die restlichen Zwiebeln zusammen mit den Kichererbsen 5 Minuten köcheln. Den restlichen Agavendicksaft und das Tomatenmark einrühren und karamellisieren lassen.

6. Jetzt noch den Knoblauch, die Zucchini, den Sellerie und die Tomaten in die Pfanne geben und mitgaren. Alles mit der Brühe ablöschen und bei mittlerer Wärmezufuhr für 5 Minuten köcheln. Mit Salz, Pfeffer und Kreuzkümmel abschmecken und die Petersilie unterrühren.

7. Aus dem Couscous mit feuchten Händen ca. 16 Bällchen formen. Das restliche Öl in einem flachen Topf erhitzen und die Bällchen darin von allen Seiten anbraten.

8. Das Gemüse auf Tellern anrichten, die Bällchen auflegen und servieren.

KÜRBISRISOTTO

Zutaten für 2 Portionen:

- ½ Hokkaidokürbis
- 1 Tasse Risottoreis
- 100 g Feldsalat
- 1 rote Zwiebel
- 2 TL Ziegenfrischkäse
- 2 EL Kürbiskerne
- 500 ml Gemüsebrühe
- Ghee
- Jeweils ¼ TL Kurkuma, Curryblätter, Bockshornklee, Kümmel, frischer Ingwer, Koriander

Zubereitungszeit: 30 Minuten

Zubereitung:

1. Die Kerne aus dem Kürbis entfernen und das Fruchtfleisch in Würfel schneiden. Dann die Zwiebel schälen, halbieren und fein hacken. Den Ingwer schälen und fein reiben. Den Salat gut putzen und kleinschneiden.

2. Nun das Ghee in einen Topf geben und erhitzen. Die Gewürze darin anrösten, bis sie zu duften beginnen. Die Kürbiswürfel und den Risottoreis hineingeben und anbraten.

3. Die Gemüsebrühe in einem zweiten Topf erwärmen und nach und nach 100 ml der Brühe zum Risotto geben. Sobald der Reis die Brühe im Topf aufgesogen hat, wird etwas Gemüsebrühe zum Risotto gegeben. Dabei ständig umrühren, bis das Risotto eine cremige Konsistenz angenommen hat.

4. Den Topf vom Herd nehmen und das Risotto ziehen lassen.

5. Währenddessen die Kürbiskerne in einer beschichteten Pfanne anrösten.

6. Das fertige Risotto auf Tellern anrichten, den Feldsalat, Ziegenfrischkäse und die Kürbiskerne hinzugeben und servieren.

KARTOFFEL-CHAMPIGNON-AUFLAUF

Zutaten für 2 Portionen:

- 300 g Kartoffeln
- 200 g Champignons
- 2 Zwiebeln
- 4 reife Tomaten
- 100 ml Sojamilch
- 2 EL Sesamöl, kaltgepresst
- 1 EL Sojamehl
- 1 Prise Muskat
- 1 Prise Thymian
- 1 Prise Majoran
- 1 Prise Kristallsalz
- 1 Prise Pfeffer

Zubereitungszeit: 35 Minuten

<u>Zubereitung:</u>

1. Die Kartoffeln in einen Topf mit gesalzenem Wasser geben und darin garen. Anschließend sofort pellen.

2. Nun die Zwiebeln schälen, halbieren und hacken. Die Champignons putzen und in Scheiben schneiden.

3. Jetzt das Öl in eine Pfanne geben und erhitzen. Die Zwiebeln darin andünsten. Die Champignons hinzugeben und anbraten. Mit Muskat, Thymian, Majoran, Salz und Pfeffer abschmecken.

4. Anschließend das Mehl in eine Rührschüssel geben und mit 2 EL Wasser verrühren. Das Gemisch in die Pfanne geben und alles zusammen bei niedriger Hitze für 5 Minuten garen. Die Mischung nach Ende der Garzeit in eine Auflaufform geben.

5. Die Tomaten waschen, in Scheiben schneiden und ebenfalls in die Form legen.

6. Den Backofen auf 200° C vorheizen.

7. Nun noch die Kartoffeln zusammen mit der Sojamilch pürieren und mit Salz, Pfeffer, Öl und Muskat vermengen. Das Kartoffelpüree auf dem Gemüse verteilen und den Auflauf für 20 Minuten im Backofen goldbraun backen.

SPINAT-LINSEN-PFANNE MIT PAPRIKA

Zutaten für 2 Portionen:

- 500 g Spinat
- 50 g Belugalinsen
- 1 Zwiebel, gewürfelt
- 1 Paprika, rot, gewürfelt
- ½ grüne Chilischote, in kleine Ringe geschnitten
- 1 EL Ghee
- 300 ml Wasser
- 1 TL grünes Masalum
- 1 Prise Salz

Zubereitungszeit: 30 Minuten

Zubereitung:

1. Den Spinat gründlich putzen und anschließend in einem Topf mit Wasser für 5 Minuten kochen.

2. Nach Garzeitende das Masalum hinzugeben und beides zusammen mit einem Stabmixer pürieren. Anschließend das Ghee in einer Pfanne erhitzen und die Zwiebeln darin glasig dünsten. Linsen und Chili hinzugeben und mit dem Wasser ablöschen. Alles für 20-25 Minuten bei mittlerer Wärmezufuhr köcheln lassen und den Spinat hinzugeben. Nochmal kurz aufkochen lassen und mit Salz abschmecken.

3. Die Spinat-Linsen-Pfanne mit den rohen Paprikawürfeln anrichten und servieren.

KOKOS-GURKEN-CURRY

Zutaten für 4 Portionen:

- 500 ml Kokosmilch, dünn
- 500 ml Kokosmilch, dick
- 1 kg Gurken
- 3 Zwiebeln
- 2 Knoblauchzehen
- 1 EL Curry, mild
- 2 TL Senfsamen
- 1 Messerspitze Kurkuma, gemahlen
- Meersalz

Zubereitungszeit: 20 Minuten

Zubereitung:

1. Die Gurken schälen und in dünne Scheiben schneiden. Nun die Zwiebeln schälen, halbieren und in feine Ringe schneiden. Den Knoblauch schälen und hacken.

2. Anschließend die Gurkenscheiben zusammen mit Zwiebelringen, Knoblauch, Senfsaaten, Kurkuma, Curry, Salz und der dünnen Kokosmilch in einen Topf geben und zum Kochen bringen. Die Wärmezufuhr reduzieren und für 10-15 Minuten köcheln lassen.

3. Nach Ende der Garzeit die dicke Kokosmilch einfließen und nochmals aufkochen lassen. Mit etwas Curry abschmecken.

4. Das fertige Curry auf Tellern anrichten, mit Meersalz würzen und mit Kokosflocken garnieren.

KARTOFFELPOMMES MIT CHUTNEY

Zutaten für 4 Portionen:

- 1,5 kg Kartoffeln, in 1 cm dicke Stifte geschnitten
- 2 Knoblauchzehen, gehackt
- 1 Dose gehackte Tomaten
- 1 Zwiebel, gehackt
- 4 EL Olivenöl
- 2 EL Mehl
- 1 EL Akazienhonig
- 1 ½ TL scharfer Curry
- 3 EL Aceto Balsamico
- 2 TL Salz
- etwas Pfeffer
- ¼ TL Cayennepfeffer

Zubereitungszeit: 90 Minuten

Zubereitung:

1. 1 EL Öl in einer Pfanne erhitzen und die Zwiebel darin zusammen mit ½ TL Curry glasig dünsten. Die Tomaten zusammen mit dem Balsamico und dem Honig hineingeben und alles aufkochen lassen. Die Wärmezufuhr verringern und den Knoblauch ebenfalls hinzugeben, mit Salz abschmecken und für 30 Minuten einkochen lassen. Anschließend abkühlen lassen.

2. In der Zwischenzeit die Kartoffel-Stifte in eine Schüssel geben, mit Mehl und 3 EL Olivenöl vermengen. Zwei Backbleche mit Backpapier auslegen und die Kartoffel-Stifte darauf verteilen. Für 50 Minuten bei 200° C backen.

3. Die Pommes mit den Gewürzen vermengen und zusammen mit dem Chutney anrichten.

SCHARFE MÖHRENSUPPE

Zutaten für 4 Portionen:

- 500 g Möhren
- 1 Chilischote, gehackt
- 20 g Kürbiskerne
- 1 TL Ingwer, frisch und gehackt
- 150 ml Sahne
- 50 ml Milch
- ½ EL Gemüsebrühe
- 1 EL Zucker, braun
- Öl
- Balsamico
- Kresse

Zubereitungszeit: 25 Minuten

Zubereitung:

1. Die Möhren schälen und in Scheiben schneiden.

2. Eine beschichtete Pfanne erwärmen und die Kürbiskerne darin anrösten.

3. In einer zweiten Pfanne das Öl erhitzen und den Zucker darin karamellisieren lassen. Die Möhren hineingeben und mit etwas Wasser ablöschen. So lange köcheln lassen, bis die Möhren bissfest gegart sind.

4. Anschließend alles zusammen mit einem Stabmixer pürieren. Gemüsebrühe, Ingwer und Chili hinzugeben. Nochmals aufkochen lassen und die Sahne einrühren. Die Suppe auf Tellern anrichten.

5. Zum Schluss noch die Milch aufschäumen und den Schaum auf die Suppe geben.

6. Diese mit den Kürbiskernen und der Kresse garnieren und servieren.

ERBSENSUPPE

Zutaten für 4 Portionen:

- 1 Tasse Erbsen
- 4 Kartoffeln
- 1 Karotte
- 1 Stängel Sellerie
- ¾ l Wasser
- 2 Lorbeerblätter
- 3 EL Crème fraiche
- 4 EL Sonnenblumenöl
- 1 EL Kümmel
- 1 TL Zucker
- Asant (Asafoetida)
- etwas Dill
- Salz und Pfeffer

Zubereitungszeit: 1 Stunde 45 Minuten
Ruhezeit: 12 Stunden

Zubereitung:

1. Die Erbsen in eine Schüssel mit Wasser einlegen und über Nacht einweichen lassen. Am nächsten Tag zusammen mit dem Einweichwasser in einen Topf geben und aufkochen lassen. Lorbeerblätter und Dill hinzugeben und für 30 Minuten kochen lassen.

2. Währenddessen die Kartoffeln schälen und würfeln. Die Karotten schälen und ebenfalls in Würfel schneiden. Beides in den Topf geben und für weitere 30 Minuten köcheln lassen. Den Sellerie putzen, kleinschneiden und ebenfalls hineingeben.

3. Die Suppe pürieren und mit Crème fraiche vermischen. Mit Pfeffer, Salz, Zucker und Asafoetida abschmecken und erneut für 15 Minuten köcheln lassen.

4. Nun wird die Suppe nochmals püriert, jedoch nicht zu fein, es sollten noch ein paar Stückchen in der Suppe sein.

5. Jetzt noch Öl in einen Topf geben, erhitzen und den Kümmel darin für 3-5 Minuten bei mittlerer Hitze anrösten.

6. Die Suppe auf Tellern anrichten und mit dem Kümmel-Öl beträufeln.

ROTE-BETE-TOMATEN-CURRY

Zutaten für 2 Portionen:

- 250 g Rote Bete
- 125 g Tomaten, gehackt
- 1 Zweig Salbeiblätter
- ½ Chilischote, entkernt
- Kokosjoghurt
- 2 TL Ghee
- 1 Gewürznelke
- ½ TL Senfsaat
- ½ TL Kreuzkümmelsaat, gemahlen
- ½ TL Koriandersamen, gemahlen
- ¼ TL Bockshornkleesamen
- ¼ TL Ingwer, gemahlen
- 1 Messerspitze Hing/Asafoetida
- Salz und Pfeffer

Zubereitungszeit: 35 Minuten

Zubereitung:

1. Die Rote Bete schälen und in Würfel schneiden.

2. 1 TL Ghee in einer Pfanne erhitzen und Kreuzkümmel, Nelke, Hing, Chili und Bockshornkleesamen darin für 1 Minute anrösten. Die Rote Bete hinzugeben und die Wärmezufuhr erhöhen. Für 1 Minute anbraten und mit 250 ml Wasser ablöschen. Alles aufkochen lassen, die Wärmezufuhr verringern und für 15 Minuten garen lassen.

3. Nach Ende der Garzeit die restlichen Gewürze einrieseln lassen, die Tomaten hineingeben und nochmals für 10 Minuten garen.

4. Das restliche Ghee in einem Topf erhitzen und die Salbeiblätter darin anrösten.

5. Das Curry auf Tellern anrichten und mit etwas Kokosjoghurt und den Salbeiblättern garnieren.

KÜRBIS-TOMATEN-SUPPE

Zutaten für 6 Portionen:

- 1 Hokkaidokürbis
- 300 g gelbe Linsen
- 400 g Kirschtomaten
- 2 Zucchini
- 1 Granatapfel
- 2 Avocados
- 3 Knoblauchzehen
- 2 Zwiebeln
- 2 Limetten
- Ingwer, 4 cm
- 150 g griechischer Sahnejoghurt
- 2 Lorbeerblätter
- 2 EL Agavendicksaft
- 2 EL Öl
- 3 TL Gemüsebrühe (instant)
- 1 EL Currypulver
- Salz und Pfeffer

Zubereitungszeit: 50 Minuten

Zubereitung:

1. Zunächst wird der Kürbis gewaschen, die Kerne entfernt und das Fruchtfleisch in Würfel geschnitten. Nun die Zucchini waschen, die Enden abschneiden und ebenfalls würfeln. Die Zwiebel schälen, halbieren und fein hacken. Den Knoblauch schälen und ebenfalls hacken. Den Ingwer schälen und fein reiben.

2. Das Öl in einem Topf erhitzen und Zwiebeln, Knoblauch und Ingwer darin andünsten. Anschließend Kürbis- und Zucchiniwürfel hinzufügen und für weitere 5 Minuten braten.

3. In der Zwischenzeit werden die Linsen unter fließendem Wasser gut abgespült und ebenfalls in den Topf gegeben. Jetzt 1 EL Curry hineingeben, mit 1,4 l Wasser ablöschen und dem Agavendicksaft süßen. Kurz aufkochen und die Gemüsebrühe einrühren. Dann die Lorbeerblätter in den Topf geben. Die Suppe mit Salz und Pfeffer würzen und für 20 Minuten bei mittlerer Hitze köcheln lassen.

4. Nun die Tomaten waschen und vierteln. Den Granatapfel halbieren und die Kerne mit einem Löffel herauslösen oder ausklopfen. Die Avocado halbieren, den Stein entfernen, das Fruchtfleisch mit einem Löffel herauslösen und würfeln. Das Fruchtfleisch mit der Hälfte des Limettensaftes marinieren, damit es nicht anläuft.

5. Die Suppe mit einem Stabmixer grob pürieren. Die Tomaten in die Suppe geben und erwärmen. Mit dem restlichen Limettensaft, Salz und Pfeffer würzen.

6. Die fertige Suppe auf Tellern anrichten und mit jeweils einem Klecks Joghurt, ein paar Avocadostücken und einigen Granatapfelkernen garnieren.

MANGOLD-REIS-EINTOPF

Zutaten für 6 Portionen:

- 600 g Mangold, in Streifen
- 50 g Langkornreis
- 150 g rote Linsen
- 1 Zwiebel
- 1 rote Chili, entkernt und gehackt
- 550 ml Gemüsebouillon
- 1 EL dunkles Sesamöl
- 2 EL Apfelessig
- 1 EL flüssiger Honig
- ½ TL Salz

Zubereitungszeit: 30 Minuten

Zubereitung:

1. Zunächst die Zwiebel schälen, halbieren und hacken. Dann Öl in einer Pfanne erhitzen und die Zwiebeln zusammen mit dem Chili darin glasig andünsten.

2. Den Reis hineingeben, kurz anbraten und mit der Gemüsebouillon ablöschen. Bei mittlerer Hitze für 15 Minuten köcheln lassen.

3. Nach Ende der Garzeit den Mangold zusammen mit den Linsen und Salz hinzugeben. Bei geschlossenem Deckel für weitere 10 Minuten garen. Dabei gelegentlich umrühren.

4. Den fertigen Eintopf mit Apfelessig und Honig würzen.

FENCHEL-KOKOS-SUPPE MIT POLENTA

Zutaten für 4 Portionen:

- 1 große Fenchelknolle
- 70 g Polenta
- 2 EL Kokosmus
- 1,2 l Gemüsebrühe
- 1 Lorbeerblatt
- 1 TL gemahlener Koriander
- 1 TL Kurkuma
- ½ TL schwarzer Pfeffer
- ½ TL gemahlener Koriander
- 1 Prise Zitronenabrieb
- 1 Messerspitze Schabzigerklee
- Salz

Zubereitungszeit: 25 Minuten

Zubereitung:

1. Zunächst den Fenchel putzen und in dünne Scheiben schneiden.

2. Die Polenta in einen Topf geben, die Gewürze hinzufügen und anrösten. Mit der Gemüsebrühe ablöschen und kurz aufkochen lassen. Dabei ständig umrühren, damit es nicht ansetzt.

3. Nun den Fenchel sowie das Kokosmus in den Topf geben und die Suppe bei geschlossenem Deckel und mittlerer Hitze für 15 Minuten köcheln lassen.

4. Die fertige Suppe mit dem Salz und Zitronenabrieb abschmecken.

BROKKOLI-MANGO-REIS

Zutaten für 2 Portionen:

- 150 g Brokkoli
- 120 g Basmatireis
- 1 Paprikaschote, rot
- 1 Mango
- 40 g Rosinen
- 40 g Ingwer
- 1 Limette
- 1 Chilischote, rot
- 300 ml Gemüsebrühe
- 30 g Kokosöl
- 4 Kardamomkapseln
- 2 TL Currypulver
- Meersalz

Zubereitungszeit: 40 Minuten

Zubereitung:

1. Den Brokkoli in Röschen teilen. Nun den Ingwer schälen und fein reiben. Die Mango schälen, die Kerne entfernen und das Fruchtfleisch in Würfel schneiden. Die Chilischote hacken. Jetzt die Paprika waschen, entkernen und ebenfalls würfeln. Die Limette halbieren und auspressen. Dann die Kardamomkapsel öffnen und den Inhalt in einem Mörser zerstoßen. Die Rosinen heiß abwaschen.

2. Das Öl in einem Topf erhitzen. Ingwer, Kardamom und Reis darin anrösten und mit der Gemüsebrühe ablöschen. Das Currypulver einrieseln lassen und verrühren. Bei geschlossenem Deckel und niedriger Hitze für 12-15 Minuten köcheln lassen.

3. In der Zwischenzeit wird der Brokkoli in einem Topf mit gesalzenem Wasser ca. 2-3 Minuten bissfest gegart. Anschließend den Brokkoli abgießen und unter fließendem, kaltem Wasser abschrecken.

4. Nun Brokkoli, Paprika, Rosinen, Chili, Mango und Limettensaft 2 Minuten vor Ende der Garzeit zum Reis geben und gut durchmischen.

5. Zum Schluss noch mit dem Meersalz abschmecken und anrichten.

GEBACKENES GEMÜSE

Zutaten für 6 Portionen:

- 400 g Karotten
- 1 Hokkaido-Kürbis, klein
- 2 EL Olivenöl
- 2 Zweige Rosmarin
- ½ TL Zimt
- Salz und Pfeffer

Zubereitungszeit: 40 Minuten

Zubereitung:

1. Als erstes den Backofen auf 200° C vorheizen und ein Backblech mit Backpapier auslegen.

2. Währenddessen den Kürbis waschen, halbieren, die Kerne entfernen und das Fruchtfleisch in 2 cm dicke Scheiben schneiden. Die Karotten schälen und vierteln. Jetzt die Kürbis- und Karottenstreifen auf das vorbereitete Backblech legen. Sie sollten dabei nicht übereinander liegen.

3. Den Rosmarin zupfen und hacken. Zusammen mit Olivenöl, Zimt, Salz und Pfeffer in eine Rührschüssel geben und vermengen. Diese Mischung über dem Gemüse verteilen und mit den Händen ebenfalls vermengen.

4. Das Backblech für 30 Minuten in den Ofen geben. Nach der Hälfte der Zeit das Gemüse einmal wenden.

5. Anschließend servieren und genießen.

QUINOA-GEMÜSEBURGER

Zutaten für 2 Portionen:

- 250 g gemischtes Saisongemüse
- 100 g Quinoa
- 1 EL Kichererbsenmehl
- 2 TL frische Kräuter, fein gehackt
- 2 TL gelbes Masalum
- Salz

Zubereitungszeit: 15 Minuten

Zubereitung:

1. Das Quinoa nach Packungsanweisung zubereiten.

2. Währenddessen das Gemüse putzen, in Würfel schneiden und in einem Topf mit Wasser bissfest garen.

3. Den Backofen auf 200° C vorheizen und ein Backblech mit Backpapier auslegen.

4. Jetzt das Quinoa mit dem Gemüse vermengen und mit Salz abschmecken. Mit feuchten Händen Burgerpatties aus der Masse formen und auf das Backblech legen. Für 8-10 Minuten die Burger im Ofen garen.

KÜRBIS-ZIMT-CHUTNEY

Zutaten für 1 Portion:

- 500 g Kürbis, Butternut, gerieben
- 1 Zimtstange
- 1 Peperoncino, rot
- ½ EL Butter
- 4 EL Weißweinessig
- 3 EL Akazienhonig
- 100 ml Wasser
- ½ TL Zimt
- ½ TL Salz

Zubereitungszeit: 30 Minuten

Zubereitung:

1. Die Butter in eine Pfanne geben und erhitzen.

2. Nun Kürbis und Zimt in die Pfanne geben und anbraten. Mit Wasser ablöschen und alle übrigen Zutaten, außer dem Essig, hinzufügen. Für 5 Minuten bei geringer Hitze köcheln lassen. Dabei gelegentlich umrühren.

3. Zum Schluss den Essig einrühren und für weitere 5 Minuten köcheln.

4. Die Zimtstange entfernen und fertig ist das Kürbis-Zimt-Chutney!

PAPRIKA-CASHEW-DIP

Zutaten für 2 Portionen:

- 150 g Paprikaschoten, rot
- 40 g Cashewkerne, ungesalzen
- 2 TL Senf
- 2 EL Olivenöl
- 2 EL Sahne
- 1 TL Thymian
- 1 TL Paprikapulver, edelsüß
- 1 TL Salz
- ½ TL Kreuzkümmel

Zubereitungszeit: 20 Minuten

Zubereitung:

1. Als erstes die Paprika waschen, entkernen und in Stücke schneiden.

2. Jetzt das Öl in einer Pfanne erhitzen und die Cashewkerne darin anrösten. Mit dem Kreuzkümmel bestreuen.

3. Nun Paprika und Thymian ebenfalls in die Pfanne geben und für 5 Minuten anbraten. Anschließend zur Seite stellen und auskühlen lassen.

4. Zum Schluss alles zusammen in den Mixer geben, Senf, Sahne und Salz hinzufügen und pürieren. Fertig ist der Dip!

APRIKOSEN-KUGELN

Zutaten für 12 Portionen:

- 75 g Aprikosen
- 75 g Mandelkerne, im Ofen bei 160° C für 10 Minuten geröstet
- 100 g Haferflocken
- 2 EL Kokosöl
- 1 EL Ahornsirup
- 1 TL Kurkuma
- 1 TL Zimt
- 1 Prise Meersalz
- Kokosflocken zum Wälzen

Zubereitungszeit: 50 Minuten

Zubereitung:

1. Die Haferflocken in eine Rührschüssel geben. Nun Kurkuma, Zimt sowie Salz hinzugeben und untermischen. 1 EL Kokosöl schmelzen lassen, ebenfalls in die Schüssel geben und untermengen.

2. Anschließend Aprikosen, Mandeln und den zweiten Esslöffel Kokosöl in einen Mixer geben und zerkleinern. Es sollten dabei noch Stückchen vorhanden sein.

3. Die Aprikosen-Mischung zu den Haferflocken geben und gut mischen. Nun noch den Ahornsirup hinzugeben und mit feuchten Händen kleine Kugeln aus der Masse formen.

4. Die Kugeln für mindestens 1 Stunde trocknen lassen, bevor sie in den Kokosflocken gewälzt werden.

Im Kühlschrank halten sie sich ungefähr eine Woche. Sie können auch sehr gut eingefroren werden.

MANGO-CASHEW-KUGELN

Zutaten für 12 Portionen:

- 100 g Mango, getrocknet
- 100 g Cashewkerne, ungesalzen
- 25 g Haferflocken
- 8-10 Datteln, entsteint
- ½ EL Ingwer, gerieben
- 3 EL Kokosöl, geschmolzen
- ½ TL Vanilleextrakt
- 1 Prise Himalaya-Salz
- Kokosflocken

Zubereitungszeit: 10 Minuten

Zubereitung:

1. Alle Zutaten, außer den Kokosflocken, in einen Mixer geben und pürieren.

2. Die Masse mit feuchten Händen zu Kugeln formen und diese in den Kokosflocken wälzen.

Im Kühlschrank halten sie sich einige Zeit. Sie können ebenso eingefroren werden.

MANGO-VANILLE-EIS

Zutaten für 4 Portionen:

- 2 reife Mangos
- 250 ml Sahne
- etwas Ahornsirup
- 1 Prise Bourbon-Vanille
- 1 Prise Kardamom
- 1 Prise Zimt
- etwas Rosenblütenwasser

Zubereitungszeit: 70 Minuten

Zubereitung:

1. Die Mango schälen, den Kern entfernen, das Fruchtfleisch zerkleinern und im Mixer pürieren.

2. Die Sahne in einem hohen Rührgefäß steif schlagen, unter das Mangopüree heben und mit Rosenwasser, Ahornsirup und den Gewürzen vermengen.

3. Die Masse in einen gefriergeeigneten Behälter füllen und für 1 Stunde in das Gefrierfach stellen. Anschließend nochmals umrühren und genießen.

NUSS-MANDEL-KUCHEN

Zutaten für 12 Portionen:

- 75 g Walnüsse, gehackt
- 75 g Mandeln, gehackt
- 2 Karotten
- 150 g Weizenvollkornmehl
- 125 g Rohrohrzucker
- 50 g Haferflocken
- 150 ml warmes Wasser
- 1 EL Flohsamenschalen
- 3 EL Mandelmus
- 2 Prisen Kardamom
- 2 Prisen Ingwer
- 1 Packung Vanillezucker
- 1 Prise Steinsalz
- ½ TL Zimt

Zubereitungszeit: 70 Minuten

Zubereitung:

1. Zunächst das Wasser in eine Schüssel geben und die Flohsamenschalen darin für 10 Minuten quellen lassen.

2. Währenddessen den Backofen auf 175° C vorheizen und eine Springform (26 cm) einfetten oder mit Backpapier auslegen.

3. Die Karotten schälen und fein raspeln.

4. Nun Haferflocken, Mehl, Backpulver und Gewürze in eine Schüssel füllen und vermischen.

5. In einer zweiten Schüssel Zucker, Vanillezucker, Salz, Mandelmus und einen Schuss Wasser vermengen.

6. Jetzt die Mehl-Mischung esslöffelweise zur Zucker-Mischung geben und verkneten.

7. Die Flohsamenschalen, Nüsse und Karotten ebenfalls hinzugeben und untermischen. Den fertigen Teig in die vorbereitete Springform füllen.

8. Den Kuchen für 50 Minuten in den Backofen stellen und fertig backen.

BANANEN-DATTEL-BROT

Zutaten für 1 Brot:

- 400 g reife Bananen
- 50 g Dattelsüße oder Kokoszucker
- 250 g Dinkelmehl
- 10 g Backpulver
- 80 g Olivenöl
- 1 EL Sesam
- 1 EL Ghee
- 1 TL Kardamom, gemahlen
- 1 TL Zimt

Zubereitungszeit: 60 Minuten

Zubereitung:

1. Zunächst den Backofen auf 170° C vorheizen und eine Kastenform entweder einölen oder mit Backpapier auslegen.

2. Die Bananen schälen, grob zerkleinern, in eine Schüssel geben und mit einer Gabel zermatschen. Zucker, Ghee, Öl, und die Gewürze hinzugeben und alles vermischen.

3. Jetzt Mehl und Backpulver hineingeben und verkneten, bis ein homogener Teig entstanden ist. Am besten mit den Händen zu einer Kugel verarbeiten.

4. Nun den Teig in der Kastenform verteilen. Mit dem Sesam bestreuen und das Brot für 50 Minuten in den Backofen geben. Sollte die Oberseite des Brotes zu dunkel werden, etwas Alufolie auflegen. Am besten mit der Holzstäbchenprobe testen, ob das Brot fertig ist.

OBSTSALAT

Zutaten für 2 Portionen:

- 1 reife Papaya
- 1 reife Mango
- 1 Banane
- 1 reifer Apfel (süß-sauer)
- 2 Orangen
- ¼ Flug-Ananas
- 2 EL Vanillezucker
- 1 TL Ingwer, gehackt
- 2 Messerspitzen Sternanis, gemahlen
- 2 Messerspitzen Kardamom, gemahlen

Zubereitungszeit: 15 Minuten

Zubereitung:

1. Das Obst gründlich waschen, nach Bedarf schälen und die Kerne bzw. Steine entfernen. Das Fruchtfleisch in mundgerechte Stücke schneiden.

2. Eine der beiden Orangen schälen und die Filets mit einem Messer herauslösen. Die zweite Orange in zwei Hälften schneiden und auspressen.

3. Das Obst in eine Schale geben und mit dem Orangensaft marinieren. Die Gewürze hinzugeben und vermengen.

4. Alles mit dem Vanillezucker nach Geschmack süßen.

SCHOKO-QUARK-CREME

Zutaten für 2 Portionen:

- 1 weiche Avocado
- 2 EL Sojaquark
- 6 Mandeln
- 1 gehäufter EL Kakao
- 1 EL Ahornsirup
- 1 Spritzer Zitronensaft
- 1 Prise Kardamom
- 1 Prise Zimt
- 1 Prise Ingwer

Zubereitungszeit: 5 Minuten

Zubereitung:

1. Zunächst die Avocado halbieren, den Stein entfernen, das Fruchtfleisch mit einem Löffel herauslösen und grob zerkleinern.

2. Das Avocado-Fruchtfleisch zusammen mit den restlichen Zutaten in einen Mixer geben und pürieren.

3. Abschließend die Schoko-Quark-Creme mit etwas Kakaopulver sowie gehackten Mandeln garnieren und genießen.

MANGO-LASSI

Zutaten für 4 Portionen:

- 670 ml Wasser
- 330 ml Naturjoghurt
- 1 Mango
- 1 Vanilleschote
- 1 Messerspitze Ingwer, gemahlen
- 1 Messerspitze Kardamom
- Rohrzucker nach Bedarf

Zubereitungszeit: 5 Minuten

Zubereitung:

1. Die Mango schälen, den Kern entfernen und das Fruchtfleisch grob zerkleinern.

2. Das Fruchtfleisch nun zusammen mit den restlichen Zutaten in einen Mixer geben und pürieren. Fertig ist das Lassi!

Lassis lassen sich auch gut mit anderen Obstsorten herstellen und sind sehr erfrischend.

ERDBEER-MINZE-LASSI

Zutaten für 2 Portionen:

- 500 g frische Erdbeeren
- 1 Bund Minze
- 150 ml Wasser/Kokoswasser
- 150 g Naturjoghurt
- 1 TL Maca-Pulver
- Saft einer Zitrone

Zubereitungszeit: 5 Minuten

Zubereitung:

1. Die Erdbeeren waschen, das Grün entfernen und das Fruchtfleisch kleinschneiden. Die Minze putzen und zupfen.

2. Alle Zutaten zusammen in den Mixer geben und pürieren.

3. Das Lassi in Gläser aufteilen und genießen.

APFEL-INGWER-LIMO

Zutaten für 4 Portionen:

- 1 l abgekochtes Wasser
- 1 Glas naturtrüber Apfelsaft nach Bedarf
- 1 großes Stück Ingwer
- 2-3 Limetten
- Rohrzucker
- Basilikumblätter

Zubereitungszeit: 10 Minuten, Ruhezeit: 2-3 Stunden

Zubereitung:

1. Für diese lecker erfrischende Limonade wird zunächst der Ingwer geschält und fein gerieben. Die Limetten werden halbiert und der Saft ausgepresst.

2. Den Limettensaft zusammen mit dem Ingwer in eine Kanne oder Karaffe füllen und mit dem Wasser aufgießen. Den Rohrzucker nach und nach hinzugeben und den Apfelsaft einrühren.

3. Zum Schluss noch die Basilikumblätter in die Kanne geben und die Limonade für 2-3 Stunden in den Kühlschrank stellen.

Schlusswort

Yoga ist für jeden Menschen in jedem Alter geeignet. Hierbei werden die Muskeln gekräftigt, die Haltung verbessert und die Flexibilität nimmt grundsätzlich zu. Doch darüber hinaus kann Yoga noch viel mehr bewirken und ist daher nicht ohne Grund als eine generelle Lebensphilosophie anzusehen.

Die größere innere Ruhe hat eine bedeutende Wirkung und nachlassende Schmerzen zeigen, welche Effekte noch zu erwarten sind.

Viele Menschen tasten sich langsam an Yoga als Lebensphilosophie heran, und die Wirkung geht hierbei weit über den sportlichen Nutzen hinaus.

Anfänger können mit einigen Grundübungen zu Hause beginnen oder sich an einen Kurs wagen. Es ist grundsätzlich auch sinnvoll, mehr als eine Yoga-Art auszutesten.

In diesem Buch hast du die wichtigsten Arten, und die zum Teil besonders modernen, kennengelernt. Alle Yoga-Stile sorgen für Entspannung, kräftigen die Muskeln und helfen dabei, dass sich ein Wohlbefinden einstellt.

Allerdings ist nicht jede Yoga-Art für jeden Menschen geeignet. Teste daher verschiedene aus, und bald wirst du merken, welche für dich ideal sind.

Du hast bisher nur wenig Yoga praktiziert? Dann informiere dich gerne und entdecke hier die vielfältigen Möglichkeiten. Die Vorteile sind sehr überzeugend und es bietet einen großen Mehrwert, sich nicht nur auf die Übungen zu konzentrieren, sondern mit der ganzheitlichen Lebensphilosophie vertraut zu machen.

Gerade in der heutigen, oftmals stressigen Zeit ist es sehr wichtig, sich einen Ausgleich für das körperliche Wohlbefinden zu schaffen. Mit Yoga hast du eine wunderbare Möglichkeit, ein Stück Lebensqualität für dich zu entdecken.

Ich wünsche dir viel Erfolg dabei!

Quellen

https://www.geo.de/magazine/geo-magazin/903-rtkl-alternative-medizin-wie-und-warum-wirkt-yoga-das-sagt-die-wissenschaft
https://de.wikipedia.org/wiki/Raja_Yoga
https://viniyoga.de/yoga-wirkung-kap8
https://www.asanayoga.de/blog/bhakti-yoga-praktiken/
https://www.yoga-vidya.de/yoga-buch/sivananda/goettliche-erkenntnis/patanjali-yoga/
https://de.wikipedia.org/wiki/Pranayama
https://www.taohealth.de/tanztherapie/blog/was-ist-pranayama.html
https://www.yogaeasy.de/artikel/der-achtgliedrige-pfad-des-yoga--2
https://www.gesundheit-blog.at/yoga-stile.html
https://www.yoga-vidya.de/yoga-uebungen/asana/
https://www.yoga-vidya.de/yoga/
https://www.yogaeasy.de/artikel/yoga-uebungen-alles-ueber-asanas
https://www.yogaeasy.de/artikel/asana-des-monats-matsyasana-der-fisch

https://books.google.de/books?id=u-9lDgAAQBAJ&pg=PT28&lpg=PT28&dq=Samkatasana&source=bl&ots=PONVsR6u6O&sig=ACfU3U2mqpaSHMahGhDM1xxWi8xQCuR
-
Gw&hl=de&sa=X&ved=2ahUKEwigk9zV4I7hAhXSJlAKHXvTCdUQ6AEwCHoECAEQAQ#v=onepage&q=Samkatasana&f=false

https://www.yoga-vidya.de/yoga-anfaenger/yoga-ernaehrung/
Gheranda Samhita von Swami Digambarji

Haftungsausschluss

Die Informationen in diesem Buch wurden mit großer Sorgfalt zusammengestellt. Für die Richtigkeit und Vollständigkeit kann gleichwohl keine Gewähr übernommen werden. Aus diesem Grund ist jegliche Haftung für eventuelle Schäden im Zusammenhang mit der Nutzung des Informationsangebotes ausgeschlossen.

Impressum

Kontakt: Samira Eger, c/o AutorenServices.de, Birkenallee 24, 36037 Fulda

E-Mail: samira-eger@e.mail.de
Covergestaltung: Samira Eger
Coverfoto: depositphotos.com

Printed in Poland
by Amazon Fulfillment
Poland Sp. z o.o., Wrocław

62553601R00125